AF401561

HYGIÈNE

DES PERSONNES PRÉDISPOSÉES

AUX

MALADIES CHRONIQUES

ET SPÉCIALEMENT

A LA PHTHISIE PULMONAIRE,

OU

MOYENS DE PRÉVENIR LE DÉVELOPPEMENT DE CES AFFECTIONS ;

PAR A. FOURCAULT,

DE L'ACADÉMIE ROYALE DE MÉDECINE.

S'il est possible de perfectionner l'espèce
humaine, c'est dans la médecine qu'il
faut en chercher les moyens.

DESCARTES.

PARIS,

B. DUSILLION ÉDITEUR,

RUE DU COQ-SAINT-HONORÉ, 13.

1844

IMPRIMERIE DE HENNUYER ET TURPIN, RUE LEMERCIER, 24.
Batignolles.

TABLE DES MATIÈRES.

FIN DE LA TABLE.

CAUSES GÉNÉRALES

DES MALADIES CHRONIQUES.

La médecine, malgré des efforts persévérants et des travaux immortels, est encore, en bien des points, un véritable chaos. Les assertions sont opposées aux assertions, les faits aux faits : il en résulte une profonde incertitude, un défaut d'unité presque absolu. La plupart des maladies chroniques, la phthisie en particulier, sont méconnues dans leur principe. Des causes accessoires ont été érigées en causes générales : c'est ainsi que l'on a surtout attribué à l'abus des plaisirs vénériens, à l'onanisme, à la compression du corset, aux attitudes vicieuses contractées durant le travail, et la formation des tubercules et le développement de la consomption pulmonaire. Sans doute, ces influences ne sont pas sans réalité; mais elles n'agissent, selon nous, que dans des limites restreintes, et c'est ailleurs qu'il fallait chercher l'origine véritable de ces affections. Il y avait là à saisir une grande vérité : il importait de la dégager des voiles qui la recouvrent, de la constater géométriquement pour ainsi dire, en s'appuyant d'une part sur les résultats d'expériences physiologiques, de l'autre, sur ceux de la statistique comparée.

Telle est la marche que nous avons suivie;

c'est cet utile problème que nous croyons avoir résolu. Nous avons fait surgir nettes et lucides les trois causes primordiales de la phthisie et des autres maladies chroniques, et relégué dans la catégorie des simples coïncidences et des causes secondaires celles auxquelles on avait jusqu'à ce jour accordé la prééminence.

Dès longtemps l'importance de l'exhalation cutanée, ou de la transpiration insensible, avait été indiquée par Sanctorius. Mais, vagues et dédaignées par les médecins, les expériences de cet ingénieux expérimentateur devaient rester dans le domaine de l'histoire sans exercer le moindre ascendant sur les théories médicales. De nos jours, de stériles discussions s'agitèrent entre Broussais et Laënnec, touchant les causes des tubercules dans la phthisie. Le premier, plein des principes du solidisme, arriva, malgré son génie, aux conséquences les plus erronées. Le second, attaché à la doctrine hippocratique, imbu des idées des humoristes anciens, condamna au même oubli et au même avortement les aperçus et les travaux de Sanctorius. Ces deux célèbres observateurs n'entrevirent point, on le voit, l'influence de l'arrêt de la transpiration sur la production des tubercules. Laënnec, plus près que Broussais de la vérité, comprit cependant que la cachexie tuberculeuse devait être le résultat d'une altération du sang, bien que la véritable origine fût entièrement inconnue. Aujourd'hui encore, les meilleurs esprits, les plus lumineuses intelligences ignorent ou contestent le rôle dévolu à la transpiration cutanée dans la formation des maladies, et récemment un médecin, connu pour judicieux, M. Londe écrivait les lignes suivantes dans un remarquable ouvrage d'hygiène :

« Le mode d'action du froid dans la formation des maladies (des organes respiratoires) est différemment présenté. Les gens étrangers à la médecine s'imaginent que c'est l'humeur même de la transpiration qui, brusquement répercutée de l'extérieur à l'intérieur, va irriter les organes par une âcreté particulière. En conséquence, pour soulager les organes intérieurs enflammés à l'occasion du froid, ils ne veulent entendre d'aucun moyen que de rappeler la transpiration. Or, comme celle-ci n'est pas disposée à reparaître tant que l'organe intérieur est violemment enflammé, il résulte souvent de cette fausse théorie, si l'inflammation est grave, que le malade expire plutôt que de suer. »

La conséquence de cet état d'indécision et d'ignorance est de laisser sans fécondation les découvertes acquises à la science : si on ne leur refuse tout intérêt, on les considère du moins comme devant demeurer sans application.

Eh bien! nous croyons bien fermement que cette indécision cessera, que cette anarchie ne sera plus possible du jour où l'on se sera rattaché aux principes nouveaux qui vont être sommairement exposés, et que confirme la double autorité de l'observation et de la méthode expérimentale

Trois causes générales, dominant toutes les autres, LE REPOS DANS LES HABITATIONS, L'HUMIDITÉ,

L'HÉRÉDITÉ, déterminent la plupart les maladies chroniques. Ces causes, à l'exception de la dernière, qui n'a véritablement d'efficacité qu'avec le concours de l'une des deux autres, peuvent agir isolément et déterminer les scrofules ou la phthisie par la suppression de la transpiration cutanée. Les expériences auxquelles je me suis livré sous ce rapport ont, pour me servir des propres expressions de l'Académie des sciences, ouvert une voie entièrement nouvelle. Elles viennent se placer entre les recherches de Sanctorius et la doctrine des crises. En effet, si cette doctrine établit que c'est par la peau que s'opèrent les réactions les plus heureuses et les plus fréquentes dans les affections aiguës, mes expériences prouvent que c'est aussi sur cette membrane que les causes internes ou externes agissent surtout dans les productions des maladies chroniques. Je montre ainsi les anneaux encore invisibles d'une chaîne pathologique qui s'étend depuis la peau jusqu'aux organes intérieurs, et j'arrive, par les mêmes moyens, à expliquer des phénomènes qui n'ont pu l'être par aucune théorie connue ; je détermine, enfin, la source principale des diathèses ou des cachexies dans les affections chroniques, et l'origine des altérations du sang dans les maladies aiguës, comme le choléra, la peste, la fièvre jaune, les fièvres continues rémittentes ou intermittentes les plus graves.

Les observations qui sont venues compléter les résultats de mes expériences ont été recueillies dans des contrées diverses, et m'ont offert les

données les plus certaines par leur constance et
leur uniformité. J'ai vu partout que, selon l'élévation ou la déclivité des lieux, leur humidité ou
leur sécheresse, la hauteur et la direction des
montagnes, la construction des habitations et la
nature du sol où elles sont bâties, les vicissitudes
de la température, la différence des professions,
des habitudes et du régime, le nombre des scrofuleux et des phthisiques était ou restreint ou
considérable.

Ainsi, en France, dans les villes de 2,000 habitants, composées de bourgeois, d'ouvriers, d'a-
griculteurs, la phthisie n'entre que pour un 40ᵉ,
un 50ᵉ ou un 60ᵉ sur le chiffre des décès, quand
ces villes sont situées sur le versant des montagnes, sur des plateaux élevés, dans des vallées
sèches accessibles aux vents, ou dans des plaines
fertiles. Il est à remarquer, d'ailleurs, que cette
terrible affection ne sévit point également contre
les diverses classes de la population. Très-rare
parmi les laboureurs et les artisans, qui font
mouvoir activement leurs membres, elle attaque
les personnes sédentaires qui n'exercent que leurs
mains et ne s'exposent point habituellement à
l'air libre, par exemple les lingères, les repas-
seuses, les brodeuses, les fileuses, les tisserands,
les tailleurs, les tourneurs ; et, dans la classe
bourgeoise, les jeunes personnes ou les femmes
dont la vie est inactive. En revanche, les bou-
chers, les forgerons, les charpentiers, les menui-
siers, les marchands de bestiaux, les cantonniers,
les charretiers, les journaliers, les femmes, enfin,

qui bravent incessamment dans les campagnes les vicissitudes atmosphériques et la rigueur des saisons, en sont presque toujours exempts.

Il y a plus : les individus qui ne sont soumis à l'influence de l'humidité que pendant la durée de leurs travaux, deviennent rarement phthisiques ou scrofuleux, s'ils font un énergique emploi de leurs forces physiques. Les tanneurs, les laveurs de laine dans les manufactures, les blanchisseuses, les teinturiers, les savonniers, offrent ce remarquable exemple bien confirmé par la statistique. L'action expansive et sudorifique de l'exercice musculaire suffit pour les préserver de la consomption pulmonaire, bien qu'ils soient fréquemment atteints de douleurs rhumatismales, indiquant elles-mêmes la puissance non problématique de l'humidité sur la peau.

Ces faits, je les ai constatés à Rouen, chez les teinturiers qui travaillent en grand nombre sur l'eau du Robec ; à Lyon, à Vienne, dans toutes les villes manufacturières que j'ai parcourues en France, comme en Angleterre, comme en Italie, comme en Hollande.

Les animaux sont assujettis à la même loi. Les chevaux et les vaches qui restent toute l'année dans les bois ou dans les pâturages salubres, sont robustes et vivaces. Renfermés dans les écuries et les étables, les uns y sont atteints du farcin, les autres de la phthisie. Un exemple caractéristique, recueilli en Hollande en 1840, vient consacrer cette théorie.

M. Ontyd fils, médecin distingué à La Haye,

possédait un chien, mâtin de forte taille. Cet animal jouissait de la liberté et faisait des courses fréquentes avec son maître; mais guidé par le sentiment du devoir, M. Ontyd dut prendre du service comme volontaire dans l'armée hollandaise lors de la guerre avec la Belgique. Pendant plus d'un an son chien fut privé de la liberté, attaché dans un chenil salubre, au milieu d'une cour assez vaste. Lorsque M. Ontyd revint à La Haye, le pauvre animal était atteint d'une phthisie mortelle, d'une véritable cachexie tuberculeuse. L'autopsie faite après la mort, on trouva dans les poumons une grande quantité de tubercules de différentes grosseurs. Le mésentère, le foie, le tissu cellulaire sous-cutané offraient aussi de nombreux dépôts de matières tuberculeuses. Ce chien était donc phthisique, scrofuleux, et de plus, il existait dans le ventre des lésions anatomiques du carreau, maladie si commune chez les enfants étiolés par un long séjour dans des réduits obscurs et humides.

Dans les ménageries, la captivité a les suites les plus funestes pour les animaux qui ont vécu à l'état sauvage. Presque tous ceux de la zone torride, particulièrement les singes, meurent avec des tubercules, soit qu'ils périssent phthisiques, soit qu'ils succombent à une maladie plus rapide. Des renseignements que je dois à l'obligeance de M. I. Geoffroy Saint-Hilaire, établissent que les mêmes productions se retrouvent non-seulement dans les poumons, mais encore dans d'autres organes, toutes les fois que ces animaux intertropi-

caux sont nés dans les ménageries, ou qu'ils y
sont apportés fort jeunes.

Que d'exemples semblables, on pourrait citer!
que d'enfants dans les pénitenciers et dans les
hospices, que de malheureux dans les dépôts de
mendicité et les ateliers de charité, que de prisonniers renfermés dans les maisons centrales de détention éprouvent le sort des animaux privés de
leur liberté et soumis à l'influence de l'humidité! Les faits qui sont exposés ailleurs, et que
j'ai dû me borner à indiquer ici, porteront la conviction dans tous les esprits.

Des conséquences pratiques d'une importance
majeure résultent de cette étude. Si, indépen-
damment de ces observations, on remarque que
les tubercules se forment avec lenteur dans les
poumons depuis l'âge de deux ans jusqu'à l'âge
de quatorze ou quinze, on se convaincra qu'il
importe, pour prévenir leur développement, d'exciter les fonctions de la peau, de rétablir la transpiration et les autres excrétions par un traitement méthodique. En suivant la voie tracée dans
cet ouvrage, on préservera un grand nombre
d'enfants et de personnes plus avancées en âge
des atteintes de la phthisie et des maladies chroniques, qui ne sont que trop souvent la suite
de l'influence des causes générales qui viennent
d'être mentionnées.

HYGIÈNE

DES PERSONNES PRÉDISPOSÉES

AUX MALADIES CHRONIQUES,

ET SPÉCIALEMENT

A LA PHTHISIE PULMONAIRE.

CHAPITRE I.

Des tempéraments.

L'étude des tempéraments est indispensable aux hommes qui veulent connaître l'influence des causes extérieures sur la formation et la marche des maladies. Elle est utile à ceux qui cherchent à modifier cette influence afin de prévenir la rup—ture de l'équilibre des mouvements organiques, qui constitue la santé. Déjà, par lui-même, le tempérament indique un état de disproportion entre les solides et les fluides, un défaut d'équilibre entre les organes chargés des plus importantes fonctions de la vie; et, par une déduction fort simple, il en résulte que les personnes ayant un tempérament bien prononcé sont prédisposées à des maladies dont le développement est plus lent et plus rare chez les sujets qui n'ont point la même organisation.

On a improprement donné ce nom aux prédominances originelles ou acquises que l'homme présente dans quelques parties essentielles de son organisation et dans ses penchants. Les doctrines qui montrent les causes et les rapports de ces dispositions naturelles ne sont pas uniformes. Les anciens, dont l'esprit méditatif cherchait à systématiser toute la nature, dit Cabanis, avaient cru voir dans le corps humain quatre humeurs primitives, du mélange desquelles naissent toutes les autres, et qui, par leur dominance respective, constituent autant de tempéraments. Le sang, la bile, la lymphe, et l'atrabile, dont on a reconnu depuis la non-existence, ont donc joué un rôle important dans la formation des types fondamentaux admis par les anciens. Les modernes, en suivant les mêmes vues, ont senti l'insuffisance de cette doctrine; ils ont accordé une influence aux organes qui contiennent ou qui sécrètent ces humeurs : ainsi, la prépondérance du cœur, des vaisseaux, l'abondance du sang ont formé les caractères organiques des sanguins; le développement du foie et l'activité de la bile ont été considérés comme la cause de l'énergie, des dispositions intellectuelles et morales des bilieux; l'apathie des lymphatiques a été attribuée à la dominance des vaisseaux et des tissus où circule la lymphe, ainsi qu'à l'abondance de cette humeur; enfin les mélancoliques doivent leur penchant à la tristesse et à la méditation à de prétendus embarras de la veine-porte, à des spasmes morbides des plexus solaires. La doctrine des modernes est donc un mélange de solidisme et d'humorisme. Ils ont ajouté deux tempéraments à ceux dont les anciens ont tracé les caractères : le système nerveux et l'appareil musculaire ont constitué deux types nouveaux par leur prédominance ou leur activité.

Cette classification est évidemment incomplète; elle n'embrasse qu'une partie des formes et des dispositions organiques qui constituent les tempéraments; elle est d'ailleurs vicieuse, en ce qu'elle attribue à des appareils chargés de fonctions spéciales, comme le foie et le système circulatoire, des actions et des phénomènes qui ne peuvent être rapportés qu'au cerveau et au système nerveux. Suivant Cabanis, les sanguins sont inconstants et frivoles; suivant d'autres, ils ne peuvent atteindre, par la méditation, aux vérités les plus sublimes. Les bilieux, d'après les mêmes auteurs, ont des mouvements brusques et impétueux, des affections absolues et exclusives, une volonté inébranlable, un développement remarquable des facultés intellectuelles et des qualités morales. Il est évident que la fonction spéciale du foie, la seule même que la physiologie positive ait constatée, est relative aux sécrétions. On ne peut donc assigner aujourd'hui un autre rôle au principal viscère de l'estomac, sans sortir de la voie expérimentale. Il peut sans doute exister un rapport inconnu entre la couleur jaunâtre de la peau, l'activité latente du foie et l'énergie considérable du système nerveux, sans qu'on puisse attribuer au premier des phénomènes qui sont évidemment dus à l'action du cerveau. C'est en définitive aux fonctions de cet organe que l'on doit rapporter la manifestation des facultés intellectuelles et des qualités morales.

Dans la série animale, leur développement est rigoureusement subordonné à celui des différentes parties du cerveau, et non en raison du volume du foie et de la quantité de bile qu'il sécrète.

Les formes extérieures de l'homme sont variables et affectent des nuances infinies : les types fondamentaux se présentent rarement, dans la nature, avec tous les attributs qui les distinguent dans nos classifications artificielles. Une foule d'hommes restent en dehors de ces classifications et n'ont pas de tempérament, dans l'acception vicieuse donnée à ce mot; car, chez eux, aucun appareil ne paraît prédominer d'une manière remarquable. Le nom ridicule de *tempérament tempéré* a été donné à cette disposition organique. La dominance du système nerveux, celle du système sanguin, la surabondance de la lymphe, du système cellulaire, élément primordial de l'organisation, donnent lieu en réalité aux quatre types fondamentaux, dont les autres tempéraments ne sont que des nuances intermédiaires. Cependant, ces nuances méritent d'être mentionnées et d'être décrites; il est intéressant de savoir quelles formes diverses revêt la constitution de l'homme, et les relations qu'elles peuvent avoir avec ses passions, son intelligence et ses penchants. En étudiant attentivement ces formes variées, j'ai reconnu les attributs caractéristiques de dix tempéraments, dont voici la nomenclature : 1° le *nerveux*; 2° le *sanguin*; 3° le *cellulaire*; 4° le *lymphatique*; 5° l'*adipeux*; 6° le *scléreux*; 7° le *musculaire*; 8° le *gastro-limique* ou *famélique*; 9° le *gastro-pathique* ou *mélancolique*; 10° l'*érotique* ou *génital*.

Je me bornerai, dans ce travail, à esquisser les plus marquants de ces types, en priant le lecteur qui serait curieux de connaître la description des types secondaires que j'ai admis, de se reporter à une encyclopédie moderne fort savante et fort répandue, dans laquelle cette description a été publiée[1].

I. *Tempérament nerveux*. Le système nerveux est le moteur des organes et le régulateur de leurs fonctions; c'est l'homme intérieur, c'est l'animal même caché sous des enveloppes organisées : sans son action, la vie s'éteint et les autres appareils ne forment plus que des masses inertes. Ce système présente trois divisions principales : la première est consacée aux fonctions de la vie animale ou de relation, la seconde à celles de la vie organique ou intérieure, et la dernière à la vie de l'espèce. Mais cette partie du système sensitif et moteur forme, par sa prédominance ou son activité, un tempérament particulier, déjà désigné sous le nom d'*érotique* ou de *génital*.

---

[1] *Dictionnaire de la conversation et de la lecture*. Article *Tempérament*.

Les modernes, en négligeant ces divisions, n'ont pu tracer les caractères du tempérament nerveux avec précision; pour eux, il n'est que le développement de la sensibilité physique, ou l'activité considérable de cette partie du système excitateur destiné aux sensations. Cependant, on peut accorder aussi la même dénomination à l'énergie de l'appareil du mouvement volontaire, en un mot à la force physique, quand elle n'est pas accompagnée du développement considérable des muscles. Les femmes et les enfants offrent particulièrement la première nuance du tempérament nerveux, ainsi que beaucoup d'habitants des contrées méridionales; les hommes, surtout ceux que l'on a classés parmi les bilieux, se distinguent par cette énergie, indiquant la prépondérance des nerfs du mouvement sur ceux de la sensibilité. Cependant, ces deux nuances peuvent se confondre et former le véritable type du tempérament nerveux.

Il est important de remarquer que les personnes qui en présentent tous les attributs n'ont pas toujours les viscères excitables; souvent même il s'en rencontre qui peuvent prendre impunément des doses assez considérables de remèdes excitants, sans provoquer un trouble notable dans les fonctions digestives : chez elles, l'irritation organique ne développe que des phénomènes nerveux et ne peut déterminer la fièvre. On trouve au contraire une vive excitabilité des organes intérieurs chez des individus offrant les caractères extérieurs des lymphatiques : les irritations de ces organes provoquent facilement le trouble de leurs fonctions, et un mouvement fébrile très-prononcé. On peut dire que, dans ce cas, la sensibilité se comporte à la manière d'un fluide, dont la quantité totale est déterminée, suivant l'expression de Cabanis : il est d'autant plus abondant dans certains canaux qu'il diminue proportionnellement dans d'autres. Cette pensée n'est pas seulement une comparaison, mais elle indique un fait physiologique.

Le tempérament nerveux proprement dit résulte donc du développement ou de l'activité considérable du système nerveux de la vie de relation : les deux nuances fort distinctes qu'il présente peuvent se mêler, ou exister isolément chez une foule d'individus. Le développement ou la dominance de l'appareil du mouvement est caractérisé par une énergie extrême de la force motrice : elle donne aux hommes qui en sont doués la faculté de se livrer à des travaux physiques soutenus et à tous les exercices du corps. S'ils sont moins forts que les athlètes, ils sont plus souples, plus agiles, et peuvent plus facilement résister aux fatigues de la guerre. Le courage est très-souvent un don que la nature leur accorde ; souvent aussi ils sont doués d'une imagination vive et de passions véhémentes. Tantôt ils s'offrent à nos yeux avec les caractères extérieurs du tempérament sanguin ; d'autres fois ils se présentent avec les cheveux noirs, la figure expressive et la couleur un peu jaunâtre de la peau, attributs du prétendu tempérament bilieux ; quelques-uns enfin peuvent revêtir les formes trompeuses des lymphatiques, des cellulaires ou des adipeux.

La prédominance de l'appareil nerveux des sensations s'observe plus particulièrement dans les grandes villes et chez les peuples civilisés. La culture des lettres et des beaux-arts tend sans cesse à exciter cet appareil, et avec lui la sensibilité physique et morale. Qui ne connaît, sous ce rapport, les effets de la musique, des spectacles, des commotions politiques, d'une existence sans cesse agitée par les passions? Mais la femme est l'être le plus sensible; son éducation tend à accroître les dispositions de la nature : le repos, le travail intellectuel, la solitude, la lecture des ouvrages qui exaltent l'imagination, augmentent la mobilité du système nerveux. De là ces orages de la vie morale, ces affections nerveuses, si fréquentes dans les grandes cités, ces désordres de l'intelligence et les calamités qui en sont le résultat. Une sensibilité exquise est donc le caractère le plus saillant des personnes nerveuses, quelles que soient les formes qu'elle présente. La villageoise adonnée à des travaux physiques n'a point cette vie agitée; elle n'éprouve ni les mêmes émotions, ni les mêmes voluptés, ni les mêmes dégoûts, ni les mêmes douleurs : sa sensibilité est épuisée, ou au moins considérablement diminuée par l'exercice et le travail. L'oisiveté, la solitude, la vie contemplative, ont des effets absolument opposés.

Le développement remarquable de l'intelligence et l'activité des passions distinguent bien des hommès, dont la constitution générale est celle des sanguins, des cellulaires, des lymphatiques ou des scléreux. Un corps débile renferme parfois l'intelligence la plus distinguée; mais cependant la force physique n'est pas toujours en opposition avec les facultés les plus nobles et les plus élevées : tous les faits attestent que ces sublimes facultés dépendent de l'organisation cérébrale. L'homme est un être nécessairement imparfait; rarement tous les centres nerveux jouissent d'une égale activité; rarement il possède cette organisation forte et harmonique, cette activité de toutes les facultés, cette puissance de tous les mouvements : il ne présente ordinairement que des prédominances partielles que chacun peut étudier, et que le médecin doit indiquer avec soin dans ses observations.

II. *Tempérament sanguin.* Après le système nerveux, l'appareil sanguin joue le plus grand rôle dans l'économie animale, car le mouvement vital est déterminé par leur action intime et réciproque. Tous les auteurs ont considéré le type fondamental qui résulte de cet appareil comme la condition physique la plus favorable à la santé et au bonheur; mais les tableaux, qu'ils ont embellis, ne sont pas toujours conformes aux réalités de l'expérience, et n'offrent que d'agréables fictions. La santé résulte de l'équilibre qui doit exister entre les solides et les liquides organiques, et la prédominance du système sanguin indique déjà une tendance à la rupture de cet équilibre. Il suffirait de tracer l'histoire de ces maladies, suivant les âges, pour acquérir la conviction que l'abondance du sang est une des conditions organiques les plus préjudiciables à la santé. Hippocrate remarque que le dernier degré de force athlétique touche de près à la maladie; cette vérité est surtout applicable, comme on le verra bientôt, à la constitution éminemment sanguine.

Cependant, dans le jeune âge, cette disposition organique annonce la force et coïncide avec le développement de tous les appareils. On ne l'observe guère que vers le temps de la puberté; elle s'accroît ensuite dans les âges suivants; elle parvient enfin à son maximum de développement de quarante à cinquante ans, pour décliner jusqu'à la vieillesse; à cette époque, les prédominances organiques cessent ou diminuent, les sexes mêmes perdent une partie de leurs attributs, et se rapprochent par l'uniformité de leurs goûts, par la tiédeur de leurs désirs, par la lenteur de leurs mouvements et de leurs sensations.

Les caractères physiques et moraux que Cabanis et d'autres médecins modernes ont attribués au tempérament sanguin, à l'exemple des anciens, sont en partie ceux du jeune âge, et il suffira de les tracer pour acquérir la preuve de cette vérité : « Les anciens avaient vu, dit ce médecin philosophe, que les hommes d'une taille et d'un embonpoint médiocres, avec des membres bien proportionnés, des yeux vifs, des cheveux châtains, une peau souple et molle, un pouls ondoyant et facile, des mouvements libres, lestes et déterminés, mais sans violence, jouissent dans les opérations intérieures de leur esprit de la même aisance et de la même liberté; que leurs affections, aimables et riantes, comme leur physionomie, en font des hommes de plaisir et d'un commerce agréable. » Plus loin il ajoute : « Leurs maladies morales, leurs passions, leurs chagrins, n'ont pas de racines profondes ; leurs passions sont vives, instantanées, parfois impétueuses, mais bientôt elles s'apaisent et elles s'éteignent... Ils sont propres aux travaux d'imagination; mais tout ce qui exige une grande force et une forte méditation, beaucoup de soin et d'opiniâtreté, ne saurait leur convenir : ils en sont entièrement incapables. »

Tel est le tableau agréable, mais en partie imaginaire qu'a fait Cabanis du tempérament sanguin; on voit qu'il confond, avec ses maîtres et ses disciples, quelques traits propres à la prédominance du système vasculaire, avec les attributs généraux du jeune âge et les actions que l'on doit rapporter à l'heureuse organisation du cerveau. C'est ainsi que les auteurs se copient les uns les autres et se livrent aux écarts de leur imagination, au lieu d'étudier la nature.

Le sanguin peut être d'une taille grande, moyenne ou petite, avoir les cheveux châtains, les sourcils noirs ou de toute autre couleur; il peut être gros, maigre, ou avoir un embonpoint médiocre : toutes ces formes extérieures sont trompeuses. L'homme dont la constitution n'est pas accidentellement sanguine a la poitrine large, le teint habituellement coloré, les veines saillantes, lorsqu'il n'est pas surchargé d'embonpoint; les mouvements du cœur sont énergiques, le pouls est presque toujours fort et développé; il est parfois sujet aux hémorrhagies, aux étourdissements, aux pesanteurs de tête, et a souvent besoin d'émissions sanguines. Tels sont les caractères de ce tempérament. Mais on trouve d'autres individus dont la constitution est faible, dont le teint est pâle, dont la poitrine, les vaisseaux et les muscles sont peu développés, et qui présentent cependant, à des périodes plus ou moins rapprochées, des signes de pléthore, des hémorrhagies, des congestions, exigeant l'emploi des mêmes moyens. On ne peut confondre ces dispositions morbides avec les caractères qui distinguent la constitution des sanguins à l'état normal; car chez eux les poumons et les vaisseaux sont non-seulement très-développés, mais le fluide qui y circule est épais, concrescible, riche en fibrine et surtout en globules. Une semblable organisation décèle la force.

Mais souvent les apparences extérieures attribuées aux sanguins cachent la faiblesse radicale du tempérament lymphatique. Un teint fleuri, des yeux vifs et bruns, une peau souple et molle, des cheveux blonds, châtains ou noirs, se rencontrent avec une constitution débile et anémique. Ces attributs extérieurs sont donc trompeurs, et les plus graves accidents pourront résulter d'évacuations sanguines intempestives tentées chez les jeunes personnes douées d'une semblable constitution.

La prédominance du système sanguin se présente souvent sous les formes extérieures attribuées aux tempéraments adipeux et bilieux des anciens. Des hommes au teint pâle et jaunâtre, ayant la poitrine large, le pouls habituellement fort et développé, ont des dispositions pléthoriques évidentes; ils supportent facilement la saignée, les exercices et les travaux corporels. La saillie des veines sous-cutanées, le développement des muscles et du système nerveux, les formes abruptes du système osseux, caractérisent cette disposition organique, qui a reçu le nom de *tempérament bilieux*, ou de *bilioso-sanguin*. — C'est surtout dans l'âge adulte que le système vasculaire acquiert une prépondérance remarquable sur les autres appareils; c'est à cet âge que se manifestent les accidents souvent dangereux de la pléthore ou de la polyhémie. L'observation nous montre qu'une foule d'hommes très-sanguins et très-robustes ne peuvent franchir l'âge mûr pour arriver à la vieillesse : c'est entre quarante et cinquante ans que l'apoplexie et les morts subites augmentent de fréquence; c'est donc aussi à cette époque de la vie qu'il faut diminuer, par le régime, l'exercice actif et les saignées générales, ces tendances funestes de la nature. Il est permis de croire que plusieurs fondateurs d'ordres prescrivaient les saignées fréquentes, l'abstinence et le régime végétal à des moines vivant dans la retraite et le repos, autant pour prévenir les accidents redoutables de la pléthore que pour diminuer l'activité des passions, et les besoins trop impérieux d'une constitution pleine de chaleur et d'énergie. Un régime animal et végétal très-nutritif, l'exercice en plein air, l'habitation des lieux secs et élevés, sont les conditions les plus favorables pour fortifier les personnes débiles, lymphatiques, et pour accroître la richesse du système sanguin.

III. *Tempérament cellulaire.* Le tissu aréolaire ou cellulaire renferme le tissu graisseux, et peut être considéré comme l'élément primordial ou fondamental des organes; il forme la gangue qui environne les viscères, les enveloppes particulières des muscles, des nerfs et des vaisseaux, et une couche plus ou moins épaisse au-dessous de la peau, dont il compose le corps muqueux; il constitue enfin les membranes séreuses, en acquérant plus de densité, et la substance spongieuse des villosités des membranes muqueuses. — Cependant ce tissu, si on en excepte l'absorption et l'exhalation, ne joue qu'un rôle passif dans l'économie : lorsqu'il prédomine, et que les systèmes nerveux et sanguin sont faiblement développés, la constitution de l'homme acquiert alors un caractère fort remarquable de faiblesse et d'inertie. Cette disposition organique diffère de la constitution lymphatique, bien que ces deux états s'unissent par des nuances intermédiaires; mais, dans le premier, les tissus sont secs, pour ainsi dire, tandis que dans le second, ils sont imbibés d'eau ou de fluide séreux. On observe surtout l'un à la campagne, dans des pays salubres, chez des individus qui s'épuisent par des travaux corporels, par des sueurs abondantes, et qui ne

peuvent réparer ces pertes par une nourriture substantielle; l'autre, au contraire, se rencontre dans
les climats humides, parmi les hommes qui vivent
dans les pays marécageux, au milieu d'une atmosphère chargée de vapeurs ou saturée d'humidité.

Lorsque je commençai à étudier, dans la société,
les formes extérieures et les penchants qui décèlent
les prédominances organiques, je fus frappé de l'i-
nertie physique et morale de quelques personnes
maigres, ayant une taille moyenne, souvent petite,
le teint jaunâtre, les cheveux noirs ou de toute
autre couleur, les yeux bruns et les membres grêles.
Je voyais les principaux attributs du tempérament
bilieux des anciens, avec les dispositions intellectuelles et morales des lymphatiques; leurs maladies
se distinguaient par une lenteur remarquable dans
les mouvements organiques et les sympathies morbides; les saignées abondantes épuisaient promptement ces individus, et, comme chez les lymphatiques, le caillot formé par le sang était peu
considérable.— Les causes débilitantes, les mauvais
aliments, la privation de la lumière, de l'air libre,
les travaux excessifs, font prédominer la trame organique, en affaiblissant le système nerveux et en
épuisant l'appareil sanguin. Cette disposition organique est héréditaire ou acquise; elle s'observe
surtout chez les villageois et les artisans pauvres,
les tisserands, les tailleurs, les cordonniers, les sé-
minaristes, les religieux, les prisonniers, et les ouvriers qui travaillent dans les mines. Telle est la
constitution de la plupart des habitants d'un village

où l'on se livre à l'exploitation des grès, et que l'on appelle Gressey. La blancheur un peu jaunâtre de leur peau, la petitesse de leur taille, la gracilité de leurs membres, le calme habituel de leurs passions, le faible développement de leur système sanguin, sont des caractères qui les distinguent des habitants des autres villages.

IV. *Tempérament lymphatique.* Cette disposition organique peut s'unir avec la précédente, pour former une foule de nuances intermédiaires. Cependant la complexion lymphatique est spécialement caractérisée par la pléthore séreuse ou la polylymphie; elle se rencontre notamment dans les pays marécageux, sur les plages couvertes d'eau une partie de l'année, dans les contrées où s'élèvent d'immenses forêts, où la putréfaction des substances végétales est favorisée par l'humidité habituelle du sol. La vapeur aqueuse dont l'air est saturé s'infiltre dans les corps organisés et occasionne un relâchement général des tissus. La pâleur de la face, la blancheur de la peau, de l'embonpoint, des habitudes uniformes, de la lenteur dans les mouvements, peu de vivacité dans les sensations, des passions modérées, l'inaptitude à supporter des travaux pénibles et de longues privations, tels sont les principaux caractères physiques et moraux des individus, comme des peuples qui vivent dans les contrées où règne une humidité constante. Une semblable disposition est souvent l'origine des affections les plus graves : elles se développent lorsque cette cause exerce avec beaucoup d'intensité son influence,

lorsque des effluves délétères ajoutent leur action
à celle de l'humidité. Dans ces circonstances, il
existe une tendance à la dissolution des solides et
à l'hydropisie; le sang est chargé d'une grande
quantité d'eau ou de sérosité. La constitution affai-
blie offre une précoce dégradation et une vieillesse
prématurée. Le scorbut, l'engorgement des viscères, les fièvres automnales les plus rebelles, les
fièvres putrides les plus graves, la carie et la chute
des dents, montrent que les causes ambiantes ont
altéré profondément les liquides vivants et la constitution de l'homme. Hippocrate a peint celle des
habitants des bords du Phase avec cette exactitude
qui caractérise ce grand observateur. On voit qu'ils
revêtent les formes des lymphatiques. Leur taille
est haute, surchargée d'embonpoint; leurs articulations et leurs vaisseaux semblent perdus dans
une mauvaise graisse; tout leur corps est pâle, ou
plutôt ils se rapprochent, quant à la couleur de la
peau, des personnes qui ont la jaunisse; l'air qu'ils
respirent étant impur, nébuleux et très-humide,
ils ont la voix rauque; enfin ils sont remarquables
par la lenteur de leurs mouvements et par un défaut presque absolu d'activité.

Les causes ambiantes de la complexion lymphatique, les formes extérieures et les altérations spéciales qui la caractérisent, diffèrent, comme on le
voit, des attributs du tempérament cellulaire : on
ne peut donc confondre ces deux dispositions organiques dans leurs nuances les plus prononcées.
La première s'observe donc dans les lieux les plus

insalubres, à Batavia, à la Guyane, à Carthagène, dans les environs de Venise, dans les Marais-Pontins, en Hollande, et notamment en Zélande, où nous avons étudié l'influence des lieux sur le développement du tempérament lymphatique. Enfin, dans une partie du département de l'Indre, appelée la Brenne, l'humidité habituelle de l'air, entretenue par les marais et les étangs, détériore promptement la constitution de ses habitants, et abrége singulièrement la durée de leur vie. On ne peut se soustraire à l'influence destructive de ces lieux qu'en habitant les montagnes ou les plateaux élevés, ou en abandonnant des climats si souvent funestes à l'homme. Dans ces pays, les animaux sont plus gras, moins agiles et moins vigoureux que dans les pays secs et élevés; les végétaux s'y développent souvent avec rapidité, acquièrent de grandes dimensions, mais leur tissu est aussi imbibé d'une plus grande quantité d'humidité. Tout annonce donc l'influence profonde des lieux et des causes ambiantes sur la constitution des êtres vivants.

La constitution scrofuleuse, qui n'est autre chose que l'exagération des prédominances cellulaire et lymphatique, est le résultat de l'étiolement de la peau, d'un séjour prolongé en des réduits obscurs et humides. Dans cette disposition morbide la lymphe et l'albumine prévalent sur la fibrine et sur les globules sanguins. Des sucs mal élaborés circulent avec lenteur dans les vaisseaux et tendent à s'y arrêter. Les attributs de cette constitution diffèrent suivant les âges et les sexes. Chez un grand nombre de jeunes personnes, les traits de la face sont déli- cats, et la nuance rosée des joues contraste agréa- blement avec la remarquable blancheur de la peau. Des yeux grands, saillants et mouillés, donnent au regard une douceur extrême : leur couleur varie selon les climats; le bleu prédomine au Nord, et la couleur noire parmi les lymphatiques des contrées méridionales. Aux séductions de la beauté, se joi- gnent parfois les dons de l'esprit et du cœur; une exquise sensibilité, une patience inaltérable, une admirable résignation.

Mais la complexion lymphatique n'offre pas toujours des formes aussi attrayantes, des qualités aussi précieuses. Souvent chez les sujets qui en présentent les principaux caractères, l'organe de l'intelligence est peu développé et le système ner- veux languissant. La face est pleine et semble bouf- fie, l'œil est inexpressif. Un engorgement se re- marque aux ailes du nez, aux lèvres et particulière- ment à la supérieure; l'extrême mollesse des chairs, la lourdeur et l'empâtement des membres, enfin la sécheresse de la peau, fréquemment rugueuse ou écailleuse, tout indique l'inactivité de la transpira- tion. Les fonctions au physique comme au moral ne s'accomplissent qu'imparfaitement : ce défaut d'activité devient parfois de l'apathie, et il n'est pas rare de rencontrer des enfants privés de toute sensibilité; l'émulation qui développe tant d'in- telligences engourdies; les reproches et les châti- ments qui triomphent habituellement des natures

les plus paresseuses, demeurent pour eux inefficaces, et combien n'en voit-on pas conserver dans
l'âge mûr, la saleté insouciante et les dégoûtantes
infirmités de la première enfance!

Les marches forcées, les travaux corporels soutenus, les fatigues de la guerre ne sauraient convenir aux lymphatiques, car bientôt amaigris, ils ont
besoin de réparer leurs forces épuisées par une
nourriture abondante tirée surtout du régime
animal. M. le docteur Bégin, membre du conseil
de santé des armées, qui a décrit le tempérament
scrofuleux avec beaucoup de talent, rapporte que
durant la triste et glorieuse campagne de Russie,
le superbe régiment des grenadiers hollandais de
la garde impériale fut promptement anéanti par
les longues marches, la disette et le froid. J'ai eu
l'occasion moi-même de faire des remarques identiques dans le cours de la campagne de 1813; j'ai
vu de jeunes soldats, à la constitution faible et
lymphatique, succomber rapidement à la suite des
fatigues et des privations. Maigres, livides, exté-
nués, les membres grêles, le corps décharné, ils
venaient expirer en foule dans les hôpitaux. Est-il
nécessaire d'ajouter que de tels exemples montrent
combien il est indispensable de savoir proportionner la longueur des exercices, de la marche et du
travail corporel à la force physique, à la résistance
vitale, au tempérament?

La résistance vitale est en raison directe du développement et de l'énergie du système nerveux.
Elle est moindre chez le sanguin, plus faible encore

chez le cellulaire et le lymphatique; mais elle est
en revanche très-remarquable chez les hommes
qui, par une heureuse alliance, unissent la force
nerveuse à la force musculaire. Si l'on veut bien
étudier avec quelque attention les types fondamentaux que j'ai admis, on reconnaîtra aisément
qu'ils sont basés sur les résultats de l'observation
et sur la prédominance relative des quatre éléments dont se composent les organes, c'est-à-dire
le nerveux, le fibrineux, le gélatineux et l'albumi-
neux.

Or, d'après ces considérations, il est facile de
se convaincre que l'organisation musculaire ou
athlétique n'est que l'exagération du tempérament
sanguin. Le scléreux ou l'osseux, qui distingue les
hommes maigres et de haute stature, a une grande
affinité avec le cellulaire, dont les attributs extérieurs cachent souvent l'énergie des sujets nerveux.
Les géants, par exemple, qui présentent le type
le plus saillant des tempéraments scléreux, ne
sauraient être classés parmi les lymphatiques.
Chez les premiers, en effet, la gélatine et le phos-
phate de chaux prédominent, tandis que chez les
derniers, l'albumine et l'eau sont en excès dans
l'organisme. Dans ces deux états, la faiblesse et le
défaut de résistance sont évidemment produits par
l'aneurie et l'anémie, en d'autres termes, par la
prédominance des éléments qui reçoivent le mouvement vital sur les élément nerveux et sanguins
qui le communiquent.

Cette classification n'est point sans utilité pour

la pratique de la médecine ; car en donnant une
connaissance exacte de l'organisation de l'homme
considérée dans ses rapports avec les agents extérieurs, elle démontre que ces agents doivent y déterminer des effets différents selon les prédominances originelles ou acquises qui viennent d'être
décrites. Ainsi des impressions physiques ou morales très-vives excitent une grande perturbation
dans le système sensible, et l'on voit alors se développer les accidents nerveux les plus multiples,
des maladies d'une nature opposée. Des inflammations lentes et des lésions organiques s'offrent parfois aux yeux du médecin avec les symptômes des
premières affections. Les sanguins, sous les mêmes
influences, se montrent les plus enclins aux inflammations aiguës, aux congestions et aux hémorrhagies actives. Quant aux hémorrhagies passives,
aux maladies qu'accompagne une faiblesse profonde, elles sont fréquentes chez les sujets dont
le sang est aqueux et appauvri par la diminution de
ses globules et de sa fibrine. Les lymphatiques
sont souvent affectés d'engorgements chroniques,
d'hydropisies, de scrofules et de tubercules. Ces
derniers corps peuvent se développer sans doute
chez des hommes ayant d'autres prédominances
organiques ; mais ces productions sont infiniment
plus communes parmi les lymphatiques prédisposés
aux scrofules. Une simple contusion suffit pour arrêter le cours peu rapide de la lymphe ou de l'albumine dans les vaisseaux et les glanglions lymphatiques. Suivant M. le docteur Duval, habile

orthopédiste, si les sujets à constitution lymphatique font une chute sur le genou, la hanche ou le coude, ils sont exposés à y éprouver des tumeurs blanches; ils peuvent aussi devenir bossus, lorsqu'ils reçoivent un coup sur le dos, ou phthisiques par suite d'un catarrhe pulmonaire prolongé.

Nous le répétons, en nous révélant ces tendances fâcheuses de la nature, en nous indiquant les moyens auxquels l'art doit avoir recours pour maintenir l'équilibre organique et combattre les maladies que produit sa rupture, l'étude des tempéraments n'est pas sans importance et ne demeure point stérile pour la science des applications.

CHAPITRE II.

Inefficacité du traitement préservatif de la phthisie pulmonaire.

On n'a point, jusqu'à ce jour, cherché à arrêter les progrès de cette affection à son origine, en adoptant une méthode rationnelle et en suivant un plan bien conçu, fondé sur des données positives et sur des résultats favorables confirmés par l'expérience. On s'est borné à étudier les progrès de la maladie et à en décrire les symptômes avec une minutieuse exactitude. Réduit à un rôle entièrement passif, le médecin observe, décrit, ordonne de vains palliatifs. Comment, en effet, établirait-on une méthode rationnelle alors qu'on ignore les causes générales d'une maladie? Sur quels organes agira-t-on, si l'on n'a aucune notion positive sur le mode d'action de ces causes, et si, dans un déplorable conflit, on les confond toutes entre elles? A travers ces tâtonnements, avec ces connaissances imparfaites, la médecine agissante ne peut intervenir sans danger. Ici encore, c'est la méthode et non les moyens qui manquent.

Il était donc utile d'indiquer la fausse voie que les médecins parcourent, et de démontrer d'une manière rigoureuse, définitive, que ce n'est point sur les poumons, mais sur la peau qu'agissent primitivement les causes générales de la consomption pulmonaire. La première chose à faire, par conséquent, est de rétablir la fonction dont la suspension ou l'activité occasionne, dans la généralité des cas, l'altération de la santé et la production des tubercules. Il suffit, ce nous semble, d'avoir quelque rectitude dans le jugement pour comprendre qu'il est dérisoire d'avancer que la transpiration a une grande importance sur les maladies, lorsqu'on ne fait rien pour en arrêter le développement, et il est temps, comme nous l'avons fait observer ailleurs, de remplacer par les preuves d'une véritable démonstration, des idées vagues, des opinions mal fondées, qui sont une source abondante d'erreurs dans la pratique médicale.

Il ne serait besoin, pour prouver cette vérité, que d'indiquer les moyens qui ont été proposés pour combattre la consomption pulmonaire; mais cette énumération nous éloignerait du but auquel nous tendons; nous nous contenterons de montrer l'insuffisance de ceux qui sont le plus ordinairement adoptés dans les premières périodes de cette affection.

Et d'abord, on ne s'inquiète malheureusement pas assez de placer les enfants en bas âge dans de bonnes conditions hygiéniques. On ignore généralement que les lieux étroits, les rez-de-chaussée humides, les réduits obscurs où ils dorment et vivent presque constamment lorsqu'ils sont en nourrice, les disposent au carreau, au rachitisme, et à une époque plus avancée, aux scrofules et à la phthisie. Ce dont on se préoccupe surtout, c'est de la qualité du lait, de celle des aliments, des soins de propreté, choses précieuses sans doute, mais qui ne doivent point fixer seules toute l'attention des mères de famille. Dans les différents pays que j'ai visités, j'ai eu l'occasion de constater les effets de cette fatale imprévoyance. J'y ai vu une foule d'enfants bossus, rachitiques, scrofuleux, phthisiques, atteints d'infirmités incurables, par cette seule raison que leurs parents les avaient envoyés en nourrice dans des lieux insalubres, dans des maisons humides et froides, où le soleil n'avait que rarement accès.

La même inintelligence préside à leur éducation dans un âge plus avancé. On les retient trop longtemps dans les habitations : ils ne s'exposent point assez souvent à l'air libre et à la lumière, et il en résulte d'irréparables malheurs pour ceux d'entre eux qui sont faibles, lymphatiques, issus de parents cachectiques, scrofuleux ou phthisiques. C'est, en effet, ainsi que nous l'avons établi précédemment, dans cette période de l'existence que germent les tubercules dans les poumons, que se développent ces corps inorganiques, qui, plus tard, en amèneront la désorganisation. La raison et l'expérience s'unissent pour démontrer qu'il y a un intérêt immense à prolonger à la campagne le séjour de ces enfants, jusqu'à ce que leur constitution ait éprouvé des modifications favorables.

Arrivés dans les villes, les enfants lymphatiques ne doivent point rester continuellement dans des salles d'étude, y pâlir sur des livres. La jeune fille ne peut passer presque tout son temps assise devant un piano ou courbée sur une table. Négliger son éducation physique serait l'exposer aux plus graves périls. On lui permet bien à la vérité des promenades chaque jour, mais elles ne sauraient remplacer l'exercice à l'air libre, ni la gymnastique, auxquels il est important d'ajouter une alimentation nutritive, composée en grande partie de substances animales.

Si l'élève devient pâle, si ses traits s'altèrent, s'il maigrit, si une petite toux se manifeste, on se borne à suspendre les études et à lui prescrire les béchiques et le régime. Souvent ces symptômes disparaissent pour se reproduire à une autre époque avec plus d'intensité. La santé demeure chancelante; puis se montrent les signes précurseurs de la phthisie; la toux est plus opiniâtre; la faiblesse

et la maigreur s'accroissent. Alors on examine la
poitrine avec plus d'attention; on y constate une
lésion plus ou moins profonde du poumon; alors
seulement on suspend définitivement les études;
on s'empresse d'ordonner des loochs, des juleps, des
tisanes, des pâtes pectorales; on applique au bras
un vésicatoire ou un cautère; on prescrit le lait
d'ânesse!... C'est-à-dire qu'on cherche, quand il
n'est plus temps, à combattre les symptômes d'une
maladie devenue incurable, parce que ses causes
générales ont été méconnues. C'est à son origine
qu'il fallait lutter avec le mal, en rétablissant les
fonctions de la peau, non par des exutoires, mais
par un exercice actif et passif, par des révulsifs
puissants qui seront indiqués ultérieurement; il
fallait se garder en outre d'augmenter la faiblesse
du malade par une foule de débilitants parmi lesquels on peut compter l'application réitérée des
sangsues, ainsi que le lait d'ânesse qui introduit
dans les vaisseaux une assez grande quantité d'a-
cide lactique qui prédomine déjà dans l'économie,
par suite de la suppression de la sécrétion acide
de la peau chez les phthisiques.

L'expérience a déjà montré l'inutilité d'un semblable traitement, et une théorie positive achève
de nous en dévoiler le vice radical. Des praticiens
fort éclairés prescrivent l'usage de la chair des animaux adultes dans le cours de la consomption
pulmonaire, quand l'état des malades le permet.
Mais il est certain que les moyens les plus énergiques ont été négligés jusqu'à ce jour, et que les

méthodes les plus opposées sont usitées dans la pluralité des cas. Le traitement de la phthisie finit ordinairement comme il aurait dû commencer. On recommande l'air de la campagne à des moribonds; on envoie les phthisiques en Italie ou dans le midi de la France, alors que tout espoir est perdu, et il arrive même parfois que les malades succombent avant d'arriver à leur destination. Dans ce traitement tout est interverti; on dirige vers les poumons des moyens qui devraient avoir d'abord pour but d'exciter les fonctions de la peau. Ainsi l'on s'est servi, pour calmer la toux et pour apaiser l'irritation pulmonaire, de fumigations de plantes balsamiques, de l'évaporation de l'eau, du séjour dans les étables, et l'on sait que Broussais avait souvent recours à une application de sangsues au-dessus des clavicules pour s'opposer aux progrès de l'irritation bronchique. En pratiquant cette dernière méthode, on ne détruit pas les tubercules, mais on calme quelquefois l'irritation que leur présence y introduit.

En d'autres circonstances, on a cherché à éliminer la matière tuberculeuse à l'aide d'émétiques et de purgatifs, et plusieurs faits témoignent que les efforts de la médecine n'ont pas été toujours infructueux. On voit que ces tentatives se sont dirigées tantôt vers les poumons, tantôt sur le tube digestif, mais bien rarement sur la peau. Je ne parle pas, en effet, des cautères et des vésicatoires, révulsifs insignifiants qui peuvent contribuer à empêcher le retour d'une maladie, mais qui ne

sauraient en arrêter les développements. La méthode dite *altérante*, généralement employée, bien
qu'offrant de puissants auxiliaires, est généralement
inefficace.

Des médecins modernes, suivant la mauvaise
direction imprimée au traitement de la phthisie, ont
souvent fait usage des émanations du chlore pour
la combattre. Les judicieuses observations consi-
gnées dans un mémoire de MM. Raciborski et Hen-
roz, rapportées également par M. Louis, prouvent
jusqu'à l'évidence que M. Cottereau n'a traité par
les fumigations que des bronchites, des pneumonies chroniques, et non des phthisies. Les inutiles
essais, tentés sous ce rapport en Angleterre, ont
confirmé l'opinion de ces médecins. Ces remarques
peuvent s'appliquer aussi aux fumigations de différentes natures dirigées dans les voies pulmonaires.
Le fait est que la nature, abandonnée à elle-même,
guérit une foule d'affections peu profondes sans le
concours d'une médecine agissante.

Au reste, l'emploi curatif de l'inhalation des substances résineuses et balsamiques dans les maladies pulmonaires n'est pas nouveau. Il était en
usage du temps de Galien et de Rhazès; M. James
Clark rappelle que ces fumigations ont été particulièrement conseillées en Angleterre par Bennet
et par Mead; mais elles sont aujourd'hui tombées
en désuétude par suite des revers éprouvés. Quelques praticiens, encouragés par les assertions de
sir Alexandre Chrichton et de Mudge, ont essayé,

sans plus de succès, des fumigations avec la vapeur
du goudron. Mudge avait attribué la rareté de la
phthisie, dans les voyages maritimes, à l'introduction d'un air imprégné des parties volatiles des
substances résineuses employées dans les navires.
Cette erreur peut être mise sur la même ligne que
celle de notre grand Laënnec qui, à son tour,
voyait la cause de cette rareté sur le littoral de la
Bretagne, dans les émanations des plantes marines!
Singulières rêveries des cerveaux les plus lucides!
Autant valait attribuer le petit nombre de cas de
phthisie remarqués parmi les batteurs en grange,
dans les climats salubres, à l'atmosphère de poussière qui les environne et qu'ils respirent. On
pourrait encore, de ce point de départ, rapporter
le même phénomène, observé dans les houillères,
au dégagement des gaz, aux poussières noires qui
s'introduisent dans le tissu même des poumons.
Une fois dans la voie de l'erreur, pourquoi n'irait-
on pas jusqu'à l'absurde? Il faut, dit Descartes,
marcher en ligne droite lorsque l'on est dans les
ténèbres.

Il est donc bien prouvé que jusqu'à présent les
médecins ont méconnu l'origine des tubercules et
le mécanisme au moyen duquel ils se forment. Ils
ont étudié l'impression irritante des poussières de
diverses natures dans les voies bronchiques, sans
s'arrêter aux effets physiologiques du travail corporel chez les mineurs, les batteurs en grange, les
mariniers, les savonniers, etc.; en un mot, l'action

expansive et sudorifique de l'exercice musculaire
n'a presque jamais été prise en considération par
les praticiens ni par les théoriciens.

Cette fausse direction, cette radicale impuissance
demandent une réforme profonde, une méthode
nouvelle. Il est indispensable de bien connaître
d'abord les signes précurseurs d'une maladie dont
aujourd'hui le traitement hygiénique est nul, et le
traitement curatif inefficace quand il n'est pas dangereux [1]. Au lieu de décrire minutieusement les lésions graves devenues irremédiables, il faut étudier
avec le soin le plus assidu, avec la plus active sollicitude les indices les plus fugitifs qui décèlent dans
les poumons une altération commençante; car
lors même qu'on se tromperait dans l'appréciation
de ces premiers symptômes, en leur accordant une
gravité fictive, le traitement préservatif n'aurait
aucun inconvénient; mais il offrirait le précieux
avantage de rétablir l'une des plus importantes
fonctions de l'économie, et de prévenir les maladies de diverses natures, qui sont si souvent la
suite d'une semblable anomalie.

[1] On emploie avec succès l'huile de foie de morue dans les scrofules et même dans la phthisie pulmonaire; il serait important de constater l'efficacité de ce médicament et de l'huile de divers poissons, dans
ces affections, en les administrant comparativement dans les hôpitaux. Pourquoi ne pas en faire usage dans les maladies tuberculeuses
des animaux, se borner aux tâtonnements de l'empirisme, et ne point
profiter des lumières de la médecine comparée?

CHAPITRE III.

Incubation, première période de la phthisie.

Les maladies chroniques ont, en général, une longue période d'incubation, et leur manifestation inopinée n'indique pas qu'elles soient le résultat d'une cause immédiate. Il est peu d'affections, en effet, dont la marche soit plus lente et plus insidieuse que la phthisie. Ses premiers développements remontent à l'enfance, et avant cette époque même quand elle provient d'une source héréditaire. Le plus souvent, ainsi que je l'ai précédemment établi, cette disposition consiste dans les attributs exagérés du tempérament lymphatique qui, dans des conditions défavorables, conduisent inévitablement à la cachexie ou à l'altération des humeurs. C'est alors que se forment ces corps inorganiques auxquels on donne le nom de tubercules, et qui, s'ils sont peu nombreux et circonscrits, séjournent plusieurs années dans les poumons sans altérer la santé d'une manière notable. Mais s'il survient une inflammation du tissu pulmonaire, ils peuvent y entretenir un foyer permanent d'irritation, se ramollir, et finir par déterminer la phthisie. En cet état, l'inflammation aiguë est une cause provocatrice, et l'irritation désorganisatrice l'effet de la présence des tubercules.

Ce qu'il importe d'examiner d'abord pour le médecin au début encore inapprécié d'une maladie, c'est le genre de vie, soit physique, soit moral des personnes qui en sont atteintes. Habitent-elles des climats, des lieux, des rez-de-chaussée humides? sont-elles nées de parents scrofuleux ou phthisiques? se sont-elles nourries d'aliments grossiers? ont-elles éprouvé la répercussion de quelques affections cutanées ou été soumises pendant longtemps à de pénibles sensations, à des afflictions profondes? Sous l'empire de ces diverses influences, l'activité des fonctions de la peau diminue d'une manière sensible, et des engorgements de plusieurs natures tendent à se former dans les viscères. Dans ces différents cas la marche de l'homme de l'art est toute tracée : il doit s'appliquer à replacer les fonctions de la peau dans leurs conditions normales, et rappeler le sang dans le réseau vasculaire de cette membrane.

La pâleur ou une rougeur circonscrite des joues; une couleur d'un blanc un peu jaunâtre de la peau, l'altération des traits, un état général de langueur, la maigreur, l'oppression, une petite toux, de vagues douleurs dans la poitrine, sont les premiers symptômes révélateurs. Cependant le médecin prévoyant, le véritable observateur n'attendra pas la réunion de tous ces phénomènes pour agir. Mais si, par malheur, les mesures préservatrices ont été négligées, si les tubercules annoncent positivement leur présence, il est encore utile de les signaler, car les moments sont précieux, et

même il est à craindre, si l'irritation désorganisatrice a commencé, que toute tentative de traitement n'échoue contre cette marche lente et sourde,
presque inévitablement mortelle.

La première période de la consomption pulmonaire a été décrite par sir James Clark, médecin
de la reine Victoria, avec une remarquable exactitude [1].

« La toux, dit cet habile praticien, est en général
le premier symptôme qui indique l'affection tuberculeuse des poumons ; mais elle est pendant un certain temps légère, et si peu incommode, qu'elle mérite à peine ce nom. Elle a lieu d'abord le matin, à
la sortie du lit. Après une période plus ou moins
longue, elle se répète parfois durant le jour, spécialement après un exercice capable de gêner la
respiration, et aussi le soir, au moment de se coucher. Petit à petit, la toux s'accompagne le matin
de l'expectoration d'un liquide écumeux ou transparent semblable à la salive, et produit en apparence par la mucosité du larynx.

« Quelquefois avec la toux, d'autres fois avant
qu'elle paraisse, mais le plus généralement après,
le malade éprouve de temps en temps de l'oppression, surtout lorsqu'il monte quelques degrés, ou
qu'il se livre à un exercice actif ; parfois, il éprouve
aussi une légère constriction de la poitrine, ou
bien une douleur passagère. Aussitôt après l'apparition de la toux, le système général commence

[1] *Traité de la Consomption pulmonaire*, traduit par M. le docteur Lebeau.

à être affecté par suite de la maladie locale. Le pouls s'accélère, spécialement après le repas et vers le soir. A cette époque, le malade éprouve de légers frissons, bientôt suivis de la chaleur de la peau, particulièrement de la paume des mains et de la plante des pieds, et qui continue pendant la nuit. Lorsque cet état a duré quelque temps, une transpiration succédant à la chaleur survient en général le matin. Toutefois ce paroxysme est si léger qu'il échappe à l'attention des malades. Le frisson le soir l'attire davantage, parce que la sensation qui l'accompagne est très-désagréable ; mais il existe rarement sans être suivi d'un certain degré de chaleur fébrile. Le sommeil est alors moins bon et moins restaurant, et il est parfois troublé la nuit par la toux. La face est plus pâle qu'à l'ordinaire et change fréquemment de couleur, présentant de temps en temps, surtout le matin, après la moindre fatigue, les signes d'une langueur et d'un abattement extraordinaires. Ces signes sont d'autant plus évidents que le malade montre plus de répugnance à se livrer aux exercices du corps et de l'esprit. A cette époque, un examen attentif peut faire reconnaître un degré moindre d'élasticité de la peau et de la fermeté des chairs, et généralement, la maigreur commence à devenir apparente.

« Ces symptômes peuvent durer pendant un temps considérable, sans augmentation remarquable, variant d'intensité suivant la température et les circonstances au milieu desquelles le malade est placé ; quand la maladie débute au printemps, elle dimi-

nue souvent et même parfois cesse à mesure que
l'été avance, surtout si le malade est soumis à un
régime convenable, et s'il habite une contrée saine.
L'affection tuberculeuse est interrompue dans sa
marche par suite de l'amélioration générale de la
santé, et le malade éprouve un bien-être si marqué, qu'il croit, et cette croyance est partagée par
toutes les personnes qui l'entourent, que tout danger est passé; mais la mauvaise saison vient souvent
détruire ces espérances. »

On a vu la consomption pulmonaire se produire
soudainement, au sein de la santé la plus florissante,
par une hémoptysie ou un crachement de sang
considérable : la toux n'existe pas toujours; il est
des circonstances où elle ne survient que dans les
dernières périodes de la maladie; d'autres fois un
rhume, dont le cours est irrégulier, et une fièvre
intermittente cachent l'abîme aux yeux du malade
et du médecin même. Un cas remarquable m'a
montré qu'un moyen énergique, qui change l'é-
quilibre organique, peut hâter la marche de la phthisie. Une personne grasse, robuste, lymphatique,
adonnée à une profession sédentaire, était tour-
mentée depuis dix-huit mois par une toux presque
incessante. Une extrême difficulté de respirer avait
engagé son médecin à pratiquer une saignée abondante. Le résultat en fut prompt et fatal. Une douleur insupportable au côté, une fièvre ardente, un
crachement de sang, une anxiété profonde, une
vive oppression se manifestèrent; la phthisie enfin
se montra suivie de son cortége sinistre, et la ma-

lade succomba. La conduite du médecin fut blâmée par le vulgaire qui, pendant la durée d'un catarrhe ou d'une toux chronique, regarde la saignée comme dangereuse, et on lui appliqua ce vers de Boileau :

« Le rhume, à son aspect, se change en pleurésie. »

Or, s'il est prouvé que cette affection revêt les formes les plus insidieuses et les plus variées; que sa terminaison est lente ou rapide; qu'apparue à l'époque de la puberté, elle guérit en apparence pour revenir à l'âge critique, souvent même à une période plus avancée de l'existence, il n'est pas moins démontré que le premier soin du médecin doit être d'explorer la poitrine, afin de connaître l'état des organes qu'elle contient, d'examiner les fonctions de la peau, des organes digestifs et sécréteurs, de constater si les époques menstruelles sont régulières, si le sang s'est maintenu dans les conditions normales, etc.

Combien ne serait-il pas à désirer qu'on soumît une fois par mois les enfants renfermés dans les maisons d'éducation, à la visite d'un médecin qui prescrirait les moyens hygiéniques les plus propres à prévenir le développement des déformations de la taille, des scrofules, de la phthisie et des autres affections chroniques qui dépendent d'un défaut d'exercice, de ventilation et d'insolation, et d'un régime débilitant ! Les changements qui s'opèrent dans la constitution des jeunes filles, à l'époque de la puberté, commandent à leur tour une active sol-

licitude. Ajoutons que la mesure que nous récla-
mons pour les maisons d'éducation, de concert
avec le docteur Raciborski, serait également applicable aux enfants élevés dans les hospices, dans
les ateliers de charité, et surtout aux créatures ché-
tives qui s'étiolent dans les manufactures ou dans
les pénitenciers.

CHAPITRE IV.

De la puberté.

A cette époque de la vie, l'organisation s'achève
par le développement complet des organes générateurs. Leur activité fonctionnelle excite des désirs inconnus, de nouveaux penchants. C'est alors
aussi que se montrent la chlorose, l'épilepsie, la
chorée, des troubles dans le système nerveux, offrant des rapports avec l'hystérie, ou qui n'en sont
que des nuances plus ou moins prononcées. D'autres phénomènes apparaissent encore avant l'éruption des règles, et varient d'intensité suivant la
position sociale des jeunes personnes, leur éducation, la nature de leur tempérament et la force de
leur constitution.

Un malaise général, une chaleur incommode, de
la lourdeur à la tête, des saignements de nez, des
tintements d'oreilles, des éruptions à la peau, des
palpitations du cœur, des mouvements dans les in-

testins, des coliques, de la pesanteur dans les reins,
sont, pour quelques-unes, les symptômes précurseurs du flux menstruel. Chez d'autres, ces phénomènes qui trahissent une surexcitation vive des
organes de la génération et la pléthore, n'existent
pas : le travail de la nature s'opère sans déranger
l'harmonie qui constitue la santé.

Plus les jeunes personnes s'éloignent des habitudes d'une existence active, et plus les troubles
qui précèdent l'écoulement menstruel ont de fréquence et de gravité. Aussi sont-ils plus rares parmi
les paysannes que parmi les citadines : ces dernières
donnent, en effet, à leur vie morale ce qui manque
à leur vie physique. De là ces surexcitations nerveuses, ces perturbations organiques, ces maladies
nées d'un excès de sensibilité, ou ces affections
qui proviennent d'un véritable étiolement de la
peau. Telle est la chlorose, inconnue en quelque
sorte aux personnes habituellement exposées à l'influence de l'air libre et de la lumière.

Il a été prouvé jusqu'à l'évidence, par les recherches pleines d'intérêt de MM. Négrier et Raciborski,
qu'on ne s'est rendu qu'un compte imparfait ou
complétement erroné de l'action des organes générateurs dans la production de la menstruation,
et que, confondant les déductions les plus opposées, on a souvent attribué à l'absence de l'écoulement menstruel des maladies qui sont, au contraire,
la cause de sa suppression. C'est à tort qu'on a considéré l'écoulement des règles comme indispensable

à la santé, comme une source de graves affections. Il est aujourd'hui démontré que le flux menstruel n'est pas, sous ce rapport, comparable aux sécrétions qui s'opèrent par le foie, par les reins et par la peau. On peut enlever les ovaires, priver la femme de l'écoulement menstruel, de la faculté et du besoin de la reproduction, sans que sa santé en reçoive aucune atteinte : ainsi, chez certains sujets, où la nature elle-même n'avait formé que des ovaires rudimentaires, cet écoulement n'a pu s'établir, et cependant il ne s'est développé aucune maladie. Il faut donc distinguer l'*absence des règles* de leur *suppression véritable*, les maladies auxquelles cette suppression donne lieu, des maladies qui la produisent. Ces distinctions, dans la pratique, sont d'une importance incalculable.

Dans son *Hygiène des jeunes filles*, M. Raciborski rappelle que les femmes connues, aux environs de Bombay, sous le nom de *hedjeras*, vivent sans être menstruées, et sans qu'il en résulte pour elles aucun malaise appréciable. Ces femmes sont des eunuques condamnées, par une coutume barbare, à ne jamais éprouver les besoins ni les désirs reproducteurs. Le même médecin établit, d'après des observations très-concluantes, que l'absence congéniale des ovaires et l'altération profonde des vésicules de Graaf chez les jeunes filles, les privent de l'écoulement périodique, mais impunément pour leur santé et pour leur constitution. Ceci prouve que, lorsqu'à l'âge de la puberté l'écoulement

menstruel n'apparaît point, il y aurait de graves
dangers à le provoquer, soit par des emménagogues, soit par des émissions sanguines.

Cette considération est également applicable à
toutes les affections où la faiblesse organique est
évidente, où la fibrine et les globules du sang sont
en proportion restreinte, où l'albumine prédomine, enfin dans les cas où, comme nous l'avons
dit ailleurs, l'absence des règles est non la cause,
mais l'effet des maladies chroniques. Dans la chlorose, dans le rachitisme, dans les scrofules et dans
la phthisie, l'élément globulaire du sang diminue,
et l'économie perd un de ses principes excitateurs
et nutritifs. L'éruption des règles devient dès lors
impossible, et si elle s'opère, c'est sans amener dans
l'état du malade aucun changement favorable. Es-
sayer de provoquer l'écoulement périodique au
moyen des emménagogues, c'est s'engager dans
une fausse voie; enlever du sang, c'est achever d'é-
puiser une source à demi tarie.

La physiologie expérimentale démontre d'ailleurs
que les saignées abondantes, en détruisant la fibrine
et les globules du sang, déterminent des congestions funestes. Ce résultat, je l'ai moi-même observé chez les jeunes filles chlorotiques atteintes
d'affections chroniques, chez lesquelles on avait
voulu rétablir l'écoulement des menstrues par des
applications de sangsues aux organes de la génération. A de tels moyens, souvent dangereux, toujours
inefficaces, le médecin doit préférer, dans la chlorose, les préparations ferrugineuses, un régime

4

substantiel, des viandes rôties, des promenades à la campagne, des bains de mer, qui modifient favorablement l'économie et amènent rapidement la guérison.

N'est-il pas superflu d'ajouter qu'on doit suivre une marche toute différente dans les cas de pléthore générale où locale; quand le sang est visqueux, riche en globules et en fibrine, qu'il y a véritable suppression de règles, et que la surexcitation des organes générateurs est portée au delà des limites de l'état physiologique? Toute la question se réduit donc à savoir si le sang est épais et abondant, ou décoloré et appauvri.

Les conséquences de traitement se tirent d'elles-mêmes.

CHAPITRE V.

De l'éducation physique.

L'éducation physique est plus indispensable que l'éducation intellectuelle, car la santé est le premier de tous les biens, la vie le plus précieux de tous les dons. Ce n'est pas une âme qu'on dresse, dit Montaigne, c'est un homme. Les Grecs, sous ce rapport, comme sous tant d'autres, sont en droit de servir de modèles. Adonnés avec une égale ardeur aux exercices du corps, aux travaux de la pensée, ils nous ont offert ce que la force physique a de plus étonnant, la beauté de plus admirable, le courage de plus éclatant, le génie de plus supérieur. Chez eux la gymnastique a été en grand honneur, et le développement du corps ne fut point sacrifié à celui de l'esprit; mais ils ont marché parallèlement, se servant de délassement, de pondération réciproque. En effet, exercer incessamment l'organe de l'intelligence et laisser les autres dans l'inactivité, c'est manquer aux lois de la nature, frapper la constitution d'une atteinte profonde et préparer aux hommes de précoces infirmités. Nous avons prouvé déjà que l'éducation des jeunes filles dans les hospices est pour elles une véritable condamnation à mort. Privées de lumière et de mouvement, on les voit s'y étioler, languir, se déformer, puis mourir : si tous ces inconvénients ne se retrouvent au même degré ni dans les colléges, ni dans les pensions, ce n'est pas une raison de nier le péril des études prolongées et de la vie sédentaire; car ici les conditions ne sont plus les mêmes, les jeunes garçons étant préservés de tels dangers par leurs jeux bruyants et leurs récréations actives.

J.-J. Rousseau qui, malgré ses hardis paradoxes et ses nombreuses erreurs, a deviné, par un instinct philosophique, des vérités que la science a depuis consacrées par le flambeau de l'observation et la pierre de touche de l'expérience, a indiqué avec une chaleureuse énergie les effets d'une éducation exclusivement intellectuelle : « Que faut-il donc penser, a-t-il dit, de cette éducation barbare qui sacrifie le présent à un avenir incertain, qui charge un enfant de chaînes, et commence par le rendre misérable pour lui préparer au loin je ne sais quel prétendu bonheur, dont il est à croire qu'il ne jouira jamais? Quand je supposerais cette éducation raisonnable dans son objet, comment voir sans indignation de pauvres infortunés soumis à un joug insupportable, et condamnés à des travaux continuels comme des galériens, sans être assurés que tant de soins leur seront jamais utiles? L'âge de la gaieté va se passer au sein des pleurs, des châtiments, des menaces, de l'esclavage. On tourmente un malheureux pour son bien, et l'on ne voit point la mort que l'on appelle et qui va le saisir au milieu de ce triste appareil. Qui sait combien d'enfants périssent victimes de l'extravagante sagesse d'un père ou d'un maître! »

Ces réflexions sont surtout applicables aux enfants faibles, lymphatiques, prédisposés aux scrofules et à la phthisie pulmonaire. On ne doit point oublier que c'est presque toujours avant l'âge de douze ans qu'a lieu la formation des tubercules dans les poumons, et que ces fatals germes d'hérédité en préparent la destruction. Soumettre, avant cet âge, ces enfants à des occupations d'esprit sérieuses et prolongées, c'est les conduire presque inévitablement au tombeau. Jusqu'alors, leur éducation doit être exclusivement physique; ce n'est qu'à quatorze ans que peuvent, sans danger, commencer pour eux, comme pour l'Émile de Rousseau, les études classiques. Les jeux à l'air libre, les

courses à la campagne, la gymnastique, plus tard
l'escrime et l'équitation, enfin le choix de professions actives, telle est l'unique sauvegarde, la seule
ressource puissante offerte à ces organisations tris-
tement prédestinées.

Malheureusement, on méconnaît aujourd'hui
les avantages de ce système d'éducation. La population qui, dans les grandes cités, sort des colléges,
des pensions, des séminaires, se compose en général de sujets étiolés, amaigris, peu robustes, et
disposés, moins par la nature que par des études
inopportunes et une retenue imprévoyante, à la
phthisie et aux maladies chroniques. Un fait constant, c'est que dans la plupart des maisons d'éducation, on accorde trop peu de temps, chaque
semaine, aux récréations corporelles. Suffit-il donc
de permettre aux jeunes gens de mouvoir alternativement les jambes et les bras, de se promener
dans un jardin, dans des allées, sur les boulevards,
comme des convalescents ou des personnes qui
suivent un convoi funéraire ou une procession?
Non sans doute, car l'âme et le corps doivent être
de la partie; il faut que, dans leurs exercices, les
enfants s'abandonnent à des émotions joyeuses,
dont les effets expansifs et sudorifiques sont si manifestes et si précieux; qu'ils marchent au pas accé-
léré et jouent sans contrainte, comme les jeunes
animaux que guide un heureux instinct; qu'on
éveille en eux pour le plaisir une même émulation
que pour le travail; qu'on indique un but à leurs
jeux, une récompense honorifique à leurs efforts;

qu'on choisisse enfin de préférence la barre, la paume, la balançoire, tous les exercices qui développent les formes et les embellissent. D'intéressantes études peuvent ressortir de ces divertissements frivoles. Dans leurs excursions fréquentes, les enfants recueilleront les premiers éléments de la botanique, de la minéralogie, de la géologie, et ils seront soumis, durant les récréations, à l'influence vivifiante de l'air libre et de la lumière sur des plateaux élevés et sur des montagnes. Ajoutons que les courses à la campagne seront préférées dans la belle saison, et la gymnastique pendant les jours pluvieux de l'hiver.

C'est ainsi qu'on éloignera des maisons d'éducation les scrofules, la phthisie et la mort; c'est ainsi qu'en fortifiant la constitution dans le premier âge, on aura une génération plus forte, plus robuste, exempte d'une foule de maladies et d'infirmités.

CHAPITRE VI.

Des professions.

Si la connaissance de plusieurs langues, et surtout des langues vivantes est, à juste titre, considérée comme un complément indispensable de toute bonne éducation, il est permis de se demander pourquoi on n'a point cherché jusqu'à présent à assurer l'avenir des ouvriers, à les soustraire aux

chances incertaines et si souvent funestes du commerce et de l'industrie, en leur faisant apprendre
plusieurs professions. En effet, en écartant même
la considération toute-puissante de bien-être, il
serait facile de prouver, au point de vue hygiénique, qu'il faut nécessairement donner à l'homme,
dans toutes les conditions où il se trouve placé, les
moyens d'exercer ses membres et ses facultés ;
l'existence sédentaire étant une cause permanente
de maladie et de destruction. L'antiquité, qui a re-
mué toutes les idées, entrevu toutes les vérités,
posé la base de toutes les doctrines, l'a dit avant
nous par la bouche de ses philosophes : Platon et
Sénèque ; Montaigne, au moyen âge ; Locke et J.-J.
Rousseau, dans les temps modernes, ont compris
que l'homme n'est pas destiné par la nature à
languir dans le repos. « Une vie molle, dit Platon,
nous remplit d'*humeurs malsaines* comme des ma-
récages. » Or, cette pensée s'écrivait à une époque
où la physioloige était encore au berceau. Sénèque
voit dans l'exercice corporel le meilleur sudorifique. Montaigne observe qu'il ne suffit point de raidir l'âme, qu'il faut aussi raidir les muscles et accoutumer l'enfant à tout pour en faire, non un
dameret, mais un garçon vert et vigoureux. Locke
conseille à un gentilhomme d'apprendre un métier
mécanique. Suivant lui, les sciences et l'étude des
langues ne sont pas les seuls objets dignes de l'attention des hommes ; il veut qu'ils s'initient aux
professions du tourneur, du jardinier, du forgeron,

du charpentier, qu'ils cultivent tous les arts utiles, en choisissant de préférence ceux qu'on exerce en plein air, parce qu'ils rendent et plus sains, et plus adroits, et plus forts. L'agriculture, notamment, a fixé l'attention de ce médecin philosophe; il rappelle que Gédéon, parmi les Juifs, Cincinnatus, chez les Romains, greffaient des arbres ou conduisaient la charrue. J.-J. Rousseau enfin, ce rêveur si admirable, qui, ainsi que nous l'avons dit déjà, a mêlé à ses sophismes tant d'idées judicieuses et profondes, proclame éloquemment la nécessité d'enseigner aux enfants une profession mécanique. Appliquant les principes de Locke, il fait apprendre la menuiserie à son Émile, et lui donne la connaissance pratique de l'agriculture.

A l'opinion, à l'expérience, aux sages préceptes de ces hommes illustres, j'ai ajouté une démonstration rigoureuse et mathématique; j'ai prouvé que l'homme doit vivre dans l'état de liberté, en exerçant énergiquement ses membres; qu'il est contre nature, illogique et inhumain de l'asservir à des conditions d'existence qui le condamnent à passer sans intermittence ses jours dans un bureau, une étude, un atelier, fût-ce même dans les appartements les plus salubres. Les conséquences de cette inertie physique, les femmes surtout, par leur destination sociale, sont exposées à les ressentir; et quels dangers ne courent point celles qui restent pendant de longues heures, chaque jour, immobiles devant un comptoir, ou qui languissent dans

les occupations uniformes et sédentaires du ménage ! Que de beautés prématurément flétries, que
d'existences promptement dévorées !

Tout homme à constitution lymphatique, et par
conséquent impropre à des travaux qui remplissent
la vie entière, devra s'adonner à l'exercice modéré
du jardinage : celui qu'une hérédité fatale dispose
à la consomption pulmonaire fuira les habitations,
se livrera à la chasse, à l'équitation, à l'agriculture; il prendra du service dans la marine s'il est
pauvre, ou voyagera une partie de sa vie s'il est
riche. De propriétaire, il deviendra fermier dans
des climats où l'air est sec, dans des lieux élevés où
il est actif. On ne saurait trop insister enfin pour
que l'horticulture soit mise au rang des occupations indispensables, dans les couvents, dans les
séminaires, dans les hospices de jeunes filles et dans
les pénitenciers.

L'état militaire ne convient point aux personnes
prédisposées à la phthisie, car le service auquel les
soldats sont assujettis rend, notamment chez les
fantassins, cette affection très-fréquente. Il y aurait
dès lors intelligente sollicitude et haute prévoyance à ne point admettre dans les cadres de
l'armée de terre les jeunes gens issus de parents
phthisiques, ceux nés dans des contrées très-hu-
mides ou sur des plages marécageuses, non plus
que les ouvriers étiolés par le séjour d'ateliers froids
et malsains. On remarque en effet qu'un grand
nombre de tisserands élevés en Flandre, et incorporés dans l'armée belge, finissent par succomber

à la consomption pulmonaire. Nul doute que les uns et les autres n'échappassent à cette influence s'ils étaient engagés dans le service de la marine. Pour eux, cette destination serait un immense bienfait : elle serait pour le pays la source d'une économie considérable.

L'armée de terre doit donc se composer en grande partie d'agriculteurs, d'hommes habitués à des travaux à l'air libre, qui habitent les hauts plateaux, les plaines salubres et les montagnes.

Ces considérations ne seront pas, je l'espère, sans utilité pour les États dont la puissance maritime ou militaire a reçu de puissants développements, et j'appelle l'attention des gouvernements sur ces mesures importantes de l'hygiène publique.

CHAPITRE VII.

De l'air et de la ventilation.

On a vu déjà par ce qui précède quels sont, selon les climats, les lieux et les habitations, les effets de l'altération de l'air. Ce fluide, principe de la vie, en entretient le mouvement par sa double action sur les poumons et sur la peau. Il détermine dans les premiers le phénomène de l'hématose ou de la sanguification; il transforme le sang noir en sang rouge. Il maintient la transpiration en agissant sur l'organe cutané, et favorise l'élimination des éléments superflus que doit rejeter l'économie. Cette dernière fonction est le complément de la première. L'une ne peut s'opérer que par l'introduction incessante de l'air dans les poumons; l'autre ne s'exécute parfaitement que lorsque les ondes de ce fluide viennent enlever successivement, en frappant la peau, le liquide qu'elle exhale.

Le mouvement de l'air est donc une condition indispensable de l'entretien de ces deux fonctions importantes. Mais si les poumons possèdent un appareil de ventilation, si le mouvement d'inspiration et d'expiration suffit pour introduire l'air dans les dernières ramifications bronchiques, la ventilation de la peau ne peut s'opérer que par l'impulsion que l'air reçoit à l'extérieur. Il en résulte que quand l'homme ou l'animal est renfermé dans les habitations, il se trouve privé de cette cause d'impulsion; la peau devient alors inactive, et la transpiration diminue si le mouvement musculaire n'est appelé à rétablir l'équilibre.

Par cet instinct de la vérité commun à tous, un certain nombre de médecins, soit anciens, soit modernes, ont entrevu et signalé la double et bienfaisante influence de l'exercice musculaire et de l'air en mouvement; mais ils ont été fort éloignés d'en comprendre toute la valeur; ils n'ont point posé de principes; ils n'en ont pas déduit de conséquences. Toutefois, sous le rapport de l'hygiène, une foule d'observateurs ont fait connaître d'une manière empirique la nécessité d'exposer l'homme à l'air libre, le danger d'une vie sédentaire. Locke, si riche en aperçus judicieux, conseille de *laisser aller les enfants au grand air*, de les retenir le moins possible, en hiver, au coin du feu, de les façonner graduellement à cette habitude, et, tout en prenant les précautions qu'indique l'expérience, de les laisser jouer sans chapeau au vent et même au soleil. Montaigne, avant lui, avait donné le même conseil. Les filles, sans doute, d'après ce système, pourront noircir leur peau, mais elles conserveront leur force; elles deviendront inaccessibles aux impressions atmosphériques; le rachitisme, les scrofules ni la phthisie ne seront plus pour elles un péril. Parvenues à cette époque de l'existence où elles doivent jouir des précieux avantages de la jeunesse et de la beauté, le séjour dans les habitations rendra promptement à leur teint la délicatesse et l'éclat perdus; elles recueilleront enfin, jusqu'au dernier jour, les fruits de la salutaire liberté et de l'énergique éducation de leur première enfance.

C'est au berceau même, dans la première année de l'existence, qu'il faut habituer les enfants d'une façon graduée, avec beaucoup de ménagements et de prudence, à l'influence des agents extérieurs : les linges doivent être renouvelés souvent; des tissus légers, poreux et chauds doivent préserver la frêle créature de l'atteinte du froid et de l'humidité; mais il importe de ne point exciter une abondante moiteur à l'aide de couvertures trop épaisses, de ne point soumettre l'enfant à une température trop élevée, si l'on ne veut, en amollissant sa peau, le rendre sensible au moindre refroidissement et le disposer au croup, au dévoiement, aux affections cutanées, à une foule de maladies. Non-seulement il est utile de l'exposer, avec la circonspection exigée par sa faiblesse, à l'air libre et à la lumière; mais toutes les fois que la chaleur de l'appartement le permet, il serait bon de le débarrasser entièrement de ses vêtements et de le rendre quelques instants à sa liberté et à sa nudité primitives. A mesure que sa force augmente, et surtout à l'âge de deux ou trois ans, c'est, quand la saison est favorable, dans une prairie émaillée de fleurs, sur une montagne ou près d'un bois, qu'il doit se livrer à ses ébats, à ses courses et à ses jeux.

Les années viennent, et les habitudes changent. Nous l'avons dit : on veut faire des savants, et l'on oublie de faire des hommes. Mais avec plus de soin et de sagacité dans les méthodes d'éducation, on pourrait concilier aisément et l'intérêt tout-puissant de la santé et le développement si précieux de l'intelligence. Qui empêcherait, par exemple, que les professeurs, mettant à profit la belle saison, donnassent à leurs élèves, dans des promenades à la campagne, les premières notions qu'ils doivent posséder? Pourquoi, dans les climats à douce température, ces leçons ne continueraient-elles pas sous la tente, ou tout au moins dans des lieux accessibles à l'air libre et au soleil? Pourquoi, l'hiver, appelant l'art au secours de la nature, ne s'appliquerait-on pas dans les colléges à purifier l'air et à le mettre en mouvement au moyen d'un ventilateur, qui remplacerait pour la peau l'action des courants atmosphériques? Déjà cet utile appareil fonctionne avec succès dans quelques manufactures, et nul doute que son emploi ne donnât lieu aux plus importants résultats dans tous les établissements publics où l'air se trouve vicié par l'agglomération d'un grand nombre d'individus, si, adoptant le plan que j'ai proposé, on le mettait en usage dans les hôpitaux, les hospices, les infirmeries, les prisons, les pénitenciers, les ateliers de charité, partout enfin où l'homme respire des miasmes délétères, et est assujetti, par la maladie, par la misère ou la loi, aux deux causes les plus communes des affections chroniques : le repos et l'humidité.

Il est, en effet, d'une évidence incontestable que la ventilation artificielle dans les hôpitaux et les hospices ne peut manquer, en favorisant l'action des fonctions cutanées, de fortifier les convalescents et de provoquer des crises heureuses. Sous son influence, les plaies prendront un meilleur aspect et marcheront plus rapidement à leur guérison. Dans les maisons de maternité, les accouchements auront moins fréquemment des suites dangereuses; enfin, dans tous les établissements consacrés à la santé publique, à la répression légale, à l'instruction, à l'industrie, on pourra donner aux courants du ventilateur la température des vents qui règnent habituellement dans les contrées méridionales les plus salubres, et prévenir ainsi, avec le concours de moyens ultérieurement indiqués, l'apparition des scrofules, de la phthisie, et de ces maladies chroniques, qui sont l'effroi de la société, et trop souvent l'écueil de la science.

L'air comprimé a été parfois utile dans le traitement de ces affections, et notamment dans les scrofules; mais l'expérience n'a pas encore prononcé sur son efficacité comme moyen préservatif ou hygiénique.

Ne terminons pas ce chapitre sans faire remarquer que la ventilation artificielle pourra, pendant l'hiver, s'opposer dans les ménageries au développement de la phthisie chez les animaux des régions intertropicales, et dans les écuries de cavalerie, aux ravages de la morve, du farcin et des autres affections contagieuses.

CHAPITRE VIII.

Lumière, calorique et électricité.

Je réunis à dessein, dans le même article, ce qui est relatif à ces trois puissants modificateurs de l'organisme, parce qu'ils résultent également de l'ébranlement communiqué à la substance éthérée qui remplit l'immensité de l'espace. Ce n'est plus aujourd'hui former une hypothèse inadmissible que de considérer la lumière solaire comme un vaste courant de fluide électrique, comme l'agent du mouvement universel et de la vie. Tous les faits s'accordent pour prouver l'existence de ce fluide et son influence sur les particules de la matière brute, comme sur celles de la matière organisée; sans cette influence la vie serait impossible, et le monde rentrerait dans le néant. La lumière, la chaleur et l'électricité excitent nos organes sensibles, et entretiennent leurs fonctions; ces trois grands phénomènes apparaissent même dans l'économie par suite de l'action du système nerveux. Ainsi que je l'ai déjà établi[1], l'homme et les animaux supérieurs développent une grande quantité de calorique; elle est en raison directe de l'air ou de l'oxygène absorbé dans la respiration; sous la même influence, on observe de véritables courants électriques chez quelques poissons, et des insectes produisent de la lumière.

Ainsi, les plus mystérieux phénomènes de l'organisme, ceux soumis à l'acte de la volonté, rentrent dans le domaine de la physique, et il serait facile de démontrer que, sans l'action des agents extérieurs qui appartiennent au même ordre, ces phénomènes cesseraient à l'instant avec le mouvement vital, quelle que soit d'ailleurs la cause première de ce mouvement.

De la lumière. Les effets de la lumière sont, en général, d'autant plus remarquables, que les êtres organisés sont d'un ordre plus inférieur. L'impression expansive et vivifiante de cet agent rend au printemps la vie aux plantes, elle les pare d'une

---

[1] *Nouveaux Principes de Physiologie*, ou *Lois de l'Organisme*, 2 volumes in-8°, 1844.

belle verdure, développe leurs feuilles et fait épanouir leurs fleurs. Les abris diminuent, détruisent même cette fécondité, et les grands arbres font périr les plus petits en leur dérobant la lumière. Ces nains alors deviennent difformes et demeurent rabougris; leurs branches se dessèchent et meurent; leurs fruits sont avortés, rares, sans saveur et sans beauté. Mais ce n'est point à l'absence de l'oxygène; c'est à un défaut de lumière qu'il convient de rapporter ces anomalies du mouvement de la vie végétale. Privées des rayons solaires, les plantes perdent leur force, leur consistance, leurs propriétés; aussi la végétation, pendant l'hiver, est-elle suspendue : une foule de végétaux disparaissent et ne se reproduisent que par leurs graines.

Les animaux d'un ordre inférieur sont soumis aux mêmes lois, et dans les temps rigoureux, un grand nombre d'êtres animés périssent faute de lumière, ou plutôt faute du calorique qu'elle produit. Car ici ces deux agents confondent leur action, tandis qu'elle demeure, en d'autres cas, isolée et distincte. Il n'est pas inutile d'observer que l'action du calorique est purement excitative, et que celle de la lumière contribue plus spécialement à l'organisation ou au développement régulier des organes.

Les expériences de M. Edwards aîné ont péremptoirement démontré que la lumière a, sous ce dernier rapport, une influence indépendante de la chaleur. C'est ainsi qu'ayant placé des œufs de grenouille dans des vases remplis d'eau, dont l'un était rendu imperméable à la lumière par des enveloppes et un couvercle de papier noir, et dont l'autre était transparent, puis les ayant exposés de manière que leur température fût sensiblement égale et que le vase transparent reçût les rayons du soleil ; il vit les œufs que frappait la lumière se développer successivement, et avorter ceux qui étaient dans l'obscurité.

Poursuivant la série de ces expériences, le même physiologiste prouva que l'influence de la lumière agit puissamment sur le développement des organes extérieurs. « Je fis faire, dit-il, une boîte de fer-blanc, divisée en douze compartiments, dont chacun portait un numéro et était percé de trous pour que l'eau pût traverser librement la boîte. Je mis un têtard dans chaque case, après l'avoir pesé, et je plaçai la boîte dans la Seine, à quelques pieds au-dessous de la surface de l'eau. J'en mis un plus grand nombre dans un vase de terre contenant trente litres d'eau de la Seine qu'on renouvelait chaque jour. Les têtards, dans ce vase, avaient la liberté de monter à la surface de l'eau et de respirer l'air extérieur. Ils ne tardèrent pas à se transformer. Des douze conservés dans la boîte sous l'eau, dix gardèrent leurs formes sans aucun progrès dans leur métamorphose, quoiqu'ils eussent acquis les uns le double, les autres le triple de leur poids ; ajoutez à cela qu'à l'époque où l'on a commencé l'expérience, ils avaient atteint le volume auquel la métamorphose est près d'avoir lieu. Deux seulement se transformèrent, mais beaucoup plus tard que ceux exposés à la lumière et qui avaient eu la liberté de respirer. »

Sans aucun doute, on doit, dans cette expérience, tenir compte de l'influence de la respiration sur le développement des membres des têtards; mais il est également impossible de ne pas admettre celle de la lumière sur leur métamorphose. Dix des premiers, sur douze, ne changèrent point de forme, bien qu'ils eussent augmenté de volume. Mille faits du même ordre témoignent d'ailleurs de l'action organisatrice de la lumière. Plus les individus sont jeunes, plus ils ont besoin d'y être exposés, et notre cadre nous fait une obligation de le redire; il ne faut attribuer qu'à l'absence de la lumière, à des attitudes vicieuses, à un air impur et non renouvelé, la petitesse de la taille, la faiblesse, la langueur et le rachitisme qui s'observent au sein des villes manufacturières et dans les rues étroites des grandes cités. Que l'on compare, en effet, les anomalies qu'offrent ces sujets difformes et rabougris, avec la haute stature, la force musculaire, la régularité et la beauté des formes des peuples sauvages ou nomades qui dorment sous la tente, et des hommes qui s'exercent à l'air libre, et l'on reconnaîtra combien il est nécessaire de soumettre les enfants à l'influence des deux plus puissants modificateurs de l'économie.

La lumière peut non-seulement, par son action prolongée, prévenir les déviations du système osseux, mais encore, en excitant la transpiration, empêcher l'invasion des scrofules et de la phthisie. Un célèbre chimiste, M. d'Arcet, m'a rapporté que le matin, malgré la chaleur du lit, sa peau reste sèche, et qu'il éprouve un malaise opiniâtre jusqu'au moment où la lumière, en pénétrant dans son appartement, détermine une douce moiteur. Que d'hommes dont la santé ne peut être rétablie ou conservée que par l'activité permanente des fonctions de la peau! Or, la lumière exerce à cet égard une action profonde que l'hygiène devait révéler et dont on doit tirer un grand parti dans le traitement d'une foule d'affections chroniques.

Du calorique. Ce principe matériel de la vie pénètre dans les corps vivants par les voies respiratoires ou par la surface extérieure. Dans le premier cas, il se dégage du sang et résulte de l'oxygénation de ce liquide, ainsi que des combinaisons auxquelles donne lieu cette action chimique. Dans le second, il influe directement sur la peau et sur les surfaces des membranes muqueuses accessibles à l'action de l'air. Dans le cours des hivers rigoureux, un froid extérieur intense et prolongé, en absorbant une grande partie de la chaleur animale, finit par produire la congélation et la gangrène. Il empêche le développement du mouvement vital chez les plantes et les animaux, surtout parmi ceux d'un ordre inférieur. Lorsque le froid est modéré, il jette dans le sommeil, en hiver, une foule d'insectes, de reptiles et même de mammifères auxquels on a donné le nom d'hivernants. Par une conséquence opposée du même principe, la vie des peuples méridionaux est en quelque sorte précipitée par l'action d'une chaleur vive et continue; la puberté, l'âge critique et la vieillesse arrivent pour eux plus promptement que pour les peuples septentrionaux.

En effet, de fortes chaleurs sont une cause d'excitation, d'épuisement et de maladie. En provoquant des sueurs abondantes elles énervent les constitutions les plus robustes, à plus forte raison les êtres faibles qui transpirent avec facilité. Cependant, pour les enfants comme pour les animaux qui viennent de naître, la chaleur est indispensable. Ce n'est qu'au bout d'un certain temps que les premiers doivent être accoutumés graduellement à une autre température, au contact de l'air libre et agité, à porter des vêtements moins épais, et à jouir de l'entière indépendance de leurs membres.

Mais si la science, d'accord avec la philosophie, exige que l'on ne commence à habituer l'enfant au contact de l'air frais et à l'action de la lumière qu'après la première année de sa naissance, l'expérience montre combien il serait dangereux qu'on le tînt en *serre chaude* avant cette époque, en élevant outre mesure la chaleur qui l'environne. Les jeunes poulets trop longtemps renfermés l'hiver dans des étables, dont la température est douce et uniforme, meurent souvent en grand nombre à la suite d'affections de diverses natures.

Du fluide électrique. — Cet agent se manifeste dans l'atmosphère par les terribles phénomènes de la foudre et dans les expériences physiques, lorsque ses courants rapides tendent à rétablir son équilibre interrompu. Cet équilibre, au reste, est incessamment menacé de se rompre par suite de la succession des saisons, des jours et des nuits, des changements météorologiques, de la sécheresse et des pluies.

Un physicien habile, M. Peltier, a démontré que les brouillards sont chargés tantôt de l'électricité résineuse, tantôt de l'électricité vitrée ; il établit, en outre, qu'il existe dans l'atmosphère un courant supérieur s'avançant de l'équateur vers les pôles, et qui transporte au loin les vapeurs tropicales qu'il déverse le long de sa route à mesure que leur condensation s'effectue. Il ajoute que pendant le règne des brouillards secs et résineux, et si ce règne est durable, l'état électrique du corps vivant se trouvant interverti, il peut résulter de ce désordre des maladies d'une nature spéciale. C'est à cette espèce de brouillard, en effet, qu'il rapporte la brume qui accompagne le *chamsin* d'Égypte, le *si-moun* d'Arabie, le *sirocco* d'Alger, le *soluno* de Cadix. Quant au brouillard qu'amène avec lui le *harmatan* [1], il lui semble devoir être classé parmi les brouillards vitrés de la seconde espèce. Ce vent aride, desséchant avec rapidité tous les corps, doit nécessairement exercer une grande influence sur les fonctions de la peau, par suite sur le système nerveux et sur les autres appareils.

Dans ces derniers temps, on a cru pouvoir trou-

---

[1] Vent de l'intérieur de l'Afrique, sur la côte occidentale.

ver un rapport entre les courants magnétiques et les vents. Si un examen rigoureux, indispensable, confirmait les résultats de ces expériences, on chercherait à établir la corrélation de ces courants généraux avec les fléaux épidémiques qui désolent les régions intertropicales, et une vive clarté éclairerait enfin l'un des points les plus obscurs de l'histoire des maladies aiguës.

En ce qui concerne l'origine des affections chroniques, on ne peut émettre à ce sujet que des hypothèses. Il est permis de supposer toutefois que l'humidité, quand elle est en excès dans l'atmosphère, tend, en raison de sa propriété conductrice, à priver l'économie animale d'une grande quantité de calorique et d'électricité, alors surtout que la température de l'air subit un abaissement très-marqué. Ainsi s'explique l'action débilitante de l'humidité et sa tendance à supprimer la transpiration insensible. Les êtres faibles, chez lesquels les fonctions de la peau sont imparfaites et inertes, doivent par conséquent rechercher un air sec et agité, puisque seul il conserve au système nerveux toute son énergie, et aux fonctions de cette membrane toute leur activité.

CHAPITRE IX.

Des vêtements.

Les vêtements ne sont pas seulement un objet de luxe, de coquetterie, de mode, une distinction sociale : ils furent et n'ont pas cessé d'être, au point de vue hygiénique, un objet de première nécessité. Destinés à nous préserver du choc nuisible des corps extérieurs, des atteintes portées à l'enveloppe sensible qui protége nos organes, sans cette sauvegarde, la peau de l'homme serait plus souvent attaquée par des insectes qui se nourrissent de son sang, et l'on verrait se manifester des cas plus nombreux de charbon et de pustule maligne. En effet, c'est à la face toujours nue, et aux mains qui ne sont que passagèrement recouvertes, qu'apparaissent surtout ces affections. Des armes défensives servent aussi de vêtement au militaire, ou plutôt le complètent. Elles préservent sa tête et son torse de blessures dangereuses, mais elles ont parfois de graves inconvénients pour ceux qui sont obligés de les porter. Un chapeau trop étroit exerce sur les téguments de la tête une constriction violente qui peut y déterminer des douleurs ; et Percy rapporte que plusieurs dragons, après une manœuvre un peu longue, ne purent ôter leur casque, parce

que leur peau échauffée et tuméfiée en remplissait
la profondeur.

Un des principaux accessoires de la toilette des
femmes, le corset, a donné lieu à des critiques nombreuses. Des médecins en ont signalé les dangers
pour la poitrine, mais avec cette exagération irré-
fléchie, qui fait presque un mensonge d'une vérité.
La phthisie, à les entendre, serait la conséquence
la plus ordinaire de la compression que le corset fait
subir aux poumons. Cela n'est pas. Si cette affection est moins commune à l'homme qu'à la femme,
c'est parce que celle-ci, par suite de nos habitudes
sociales, par position et par devoir, reste trop
longtemps soustraite à l'action expansive de la lumière, de l'air libre et de l'exercice. Un corset trop
serré peut sans doute favoriser la formation des
tubercules, mais il ne suffit pas pour les produire.

Le corset est réellement nuisible quand il exerce
une trop forte pression sur la poitrine, car il tend
à la rendre plus étroite et à diminuer l'espace où
doivent fonctionner d'importants organes. Alors
la respiration, la circulation et la digestion même
éprouvent une gêne sensible; la marche devient
difficile, la course presque impossible, et il peut
en résulter des congestions sanguines redoutables.
Portal rapporte l'histoire d'un grand personnage
qui fut frappé d'un coup de sang pour avoir voulu
faire usage d'un corset et d'un caleçon lacés, dans
l'espoir de diminuer le volume de son ventre et de
ses membres.

On peut objecter aussi que les femmes grecques et romaines, ces types admirables des formes les plus accomplies, ne portaient point de corsets, et qu'elles n'en étaient pas moins belles. Mais les temps, l'éducation publique, les coutumes, les sociétés sont changés, et les nécessités hygiéniques se transforment avec les mœurs. Nous ne demandons pas, en conséquence, qu'on proscrive le corset; nous croyons utile seulement qu'on en régularise avec discernement l'emploi. Pour les jeunes filles robustes et trop chargées d'embonpoint, il peut modérer l'extension démesurée des formes : il convient également aux personnes faibles, enclines à prendre des attitudes vicieuses; mais elles doivent préférer au grand corset le petit, qui protége et soutient les seins sans les affaisser, et peut maintenir le torse dans sa rectitude naturelle, sans empêcher la libre action des poumons et du cœur. Il serait superflu d'ajouter qu'il devient inutile pendant les exercices gymnastiques, qui exigent dans les membres une entière liberté.

Les vêtements sont surtout essentiels pour conserver la température du corps, le préserver des refroidissements subits, prévenir la suppression de la transpiration insensible et de la sueur. Couverts de leur pelage, et d'un poil dont l'épaisseur augmente proportionnellement avec le froid, les animaux, à l'état sauvage, n'en ressentent les effets funestes que lorsque la température est d'une rigueur inhabituelle. Mais, réduits à l'état domestique, contraints à des travaux pénibles, ils sont, ainsi que l'homme, exposés à des arrêts de l'exhalation cutanée et aux suites qu'ils entraînent.

Nous avons, dans le chapitre qui précède, montré le danger qui résulte de l'abus des vêtements, et l'étiolement inévitable, la périlleuse impressionnabilité qu'acquièrent les enfants environnés de soins malentendus et d'imprévoyantes précautions. Ainsi, pour nous résumer en quelques mots sur ce point essentiel, abolir l'usage du maillot, conserver aux enfants l'initiative de leurs mouvements, les exposer fréquemment à l'air libre, les laver avec de l'eau tiède, répéter souvent ces ablutions, exciter, à l'aide de brosses douces, les fonctions de la peau chevelue de la tête, empêcher que la nourrice ne couvre avec excès l'enfant pendant son sommeil ou ne le laisse trop longtemps dans son berceau, ce qui amollit la peau, la dispose à s'enflammer et rend l'enfant plus impressionnable aux vicissitudes atmosphériques; telles sont les précautions commandées par la prudence et consacrées par l'observation auxquelles doit se conformer religieusement la mère de famille. Lorsque Locke engageait son élève à marcher avec des souliers perméables à l'eau, il avait eu sans doute l'occasion de constater la rareté du croup et des affections catarrhales chez les enfants des villageois, et la fréquence de ces maladies parmi les enfants des citadins et des gens riches. Ce conseil de Locke vient au reste confirmer ce que j'ai dit dans la première partie de cet ouvrage, que le pauvre, à peine vêtu de mauvais haillons, en butte à toutes les vicissitudes atmosphériques, dans sa chaumière accessible à tous les vents, n'est presque jamais atteint de la phthisie dans nos campagnes salubres.

Exposé aux mêmes influences, souvent mouillé par la pluie et les flots de la mer, le marin, grâce au mouvement auquel il se livre, conserve une santé vigoureuse et brave impunément les courants d'air. Si de véritables dangers l'attendent, c'est dans l'intérieur du navire, lorsqu'après un service actif il va se livrer au sommeil, sans prendre des soins suffisants pour se garantir de l'humidité. C'est aussi pendant le repos, que cette cause physique détermine en d'autres circonstances les mêmes effets. Ainsi, l'enfant au berceau, enveloppé de langes mouillés, peut être frappé de l'endurcissement du tissu cellulaire ou d'autres affections également graves.

Ce n'est pas le froid qu'il faut craindre; mais un refroidissement inopiné qui saisit la peau ouverte à la transpiration; et de tristes expériences consacrent cette opinion. Plusieurs fois j'ai vu se développer des inflammations compliquées de la poitrine, des pneumonies, des pleurésies, des artérites mortelles, à la suite d'un bal où la peau couverte de sueur avait été brusquement atteinte par un air glacé. Dans une telle conjoncture, si la phthisie se déclare, on peut être assuré qu'il existait antérieurement des tubercules dans les poumons; car dans les villages salubres ou exempts d'humidité, la danse ne produit pas de semblables résultats parmi les paysannes qui, après s'être livrées à cet agréable exercice, font souvent de longues promenades nocturnes dans les champs ou dans les bois.

Voici, touchant cette importante question, un remarquable exemple cité par Percy :

« Un régiment d'infanterie voyageait par un temps orageux, excessivement chaud. Les soldats étaient haletants et n'en pouvaient plus. Le commandant leur permit d'ôter leur col, qu'ils attachèrent, suivant l'usage, au bras gauche. Après avoir traversé une plaine brûlante, on entra dans une gorge ouverte au vent du nord-ouest (c'était dans les Vosges); on ne songea pas à faire remettre le col, et le lendemain il fallut envoyer à l'hôpital Saint-Charles à Nancy soixante-seize hommes ayant diverses phlegmasies, mais dont le plus grand nombre était affligé d'angines inflammatoires, et les jours suivants, on y en conduisit plus de trois cents autres, non moins malades que les premiers. »

L'épaisseur et la nature des vêtements doivent varier suivant les âges, les climats et les saisons. Lorsque la chaleur atmosphérique est considérable et uniforme, il faut faire usage des tissus de coton et de toile, en ayant soin que l'air puisse circuler librement à travers les vêtements dont l'ampleur doit être augmentée. Mais dans les pays où les changements de température sont fréquents, où des vents froids et humides succèdent inopinément à une chaleur accablante, il est indispensable d'adopter les tissus de laine qui, mauvais conducteurs du calorique, élèvent ainsi une barrière entre notre chaleur propre et celle du dehors. En ce cas, il importe que les habillements soient étroits, afin de ne point livrer passage à un air glacial.

Les Romains et beaucoup d'Espagnols ne manquent pas de s'envelopper d'un manteau quand ils redoutent ces perturbations atmosphériques. Les Russes, et particulièrement l'habitant de Saint-Pétersbourg, durant les jours de leur ardent et fugitif été, ne sortent jamais sans emporter leur paletot ou leur *bekech*. Façonné à d'autres climats, l'étranger croit pouvoir se dispenser de ces précautions, et devient souvent victime de son imprudence. Une diarrhée, une dyssenterie, une fièvre intermittente, etc., le convainct trop tard que la volonté ne peut rien contre la nature.

Les personnes atteintes d'affections rhumatismales, de catarrhes chroniques ou disposées aux tubercules; les enfants, facilement accessibles à l'influence du froid et de l'humidité, doivent porter des tissus de laine sur la peau. Mais dans l'âge de la vigueur, dans les climats salubres, c'est une ressource *in extremis*. Il ne faut y recourir que lorsque tous les moyens qui peuvent fortifier l'organe cutané, en le rendant moins impressionnable, ont été tentés sans succès.

CHAPITRE X.

De la gymnastique [1].

Au chapitre de l'éducation, nous avons indiqué, mais d'une façon nécessairement superficielle, l'importance de l'exercice musculaire, nous réservant de donner plus loin à ce point fondamental de l'hygiène toute l'étendue qu'il réclame. La gymnastique est en effet l'une des ressources les plus efficaces contre la formation des maladies chroniques ; elle neutralise le fâcheux effet des excitations intellectuelles, et permet à l'homme de résister à l'action défavorable des causes extérieures.

La force physique, dans l'antiquité, était la sauvegarde des nations. Divinisée sous le nom d'*Hercule*, elle devint l'objet d'une foule d'emblèmes et d'allégories. Avant de donner à ses héros le courage, la prudence, la science, le génie, Homère leur donna la force ; il les chargea des armures les plus pesantes ; il rendit leurs coups terribles ; il voulut qu'ils fussent assez puissants pour lutter même avec les dieux.

Le Tasse et l'Arioste, suivant les traditions homériques, glorifièrent la force corporelle dans le

[1] On l'appelle aussi *somascétique ;* mais nous avons préféré l'appellation la plus générale.

récit des exploits fabuleux des paladins du moyen âge. Tancrède et Roland sont moins des hommes que des enseignements, moins des réalités que des symboles.

Imitateurs des Grecs, les Romains ont continué d'honorer la supériorité physique. Les preuves ne s'en trouvent pas seulement dans l'histoire; on les recueille, à Rome, vivantes encore dans les ruines majestueuses de ses cirques et de ses arènes. Son champ de Mars fut le théâtre de ces luttes ardentes, de ces combats gymniques, au moyen desquels les Romains acquéraient l'énergie physique, la souplesse et l'agilité qui les rendirent les maîtres et les premiers soldats du monde. Dans les grandes solennités, des prix et des couronnes encourageaient les rivaux jaloux de se surpasser en lançant le javelot ou le disque, et dans l'art de conduire un char. Chez ce peuple l'âme suivit l'impulsion du corps et se fortifia comme lui.

Dans les temps modernes, une révolution s'est opérée dans les mœurs et les habitudes sociales : on a rendu à l'intelligence le rôle qu'elle devait occuper. Elle a pris un légitime empire sur la force physique; des universités et des colléges ont remplacé les gymnases des anciens; mais, comme dans toute réaction, on a outrepassé les justes limites. L'intérêt de la santé, le développement de la force ont été négligés et méconnus. Au reste, la destruction des gymnasés, des thermes et des autres établissements publics de l'antiquité, n'est pas due seulement au nouvel ordre d'idées qu'apporta la civilisation mo-

derne. Cette destruction fut le résultat de l'ignorance et de la barbarie; car combien de fois les vain-
queurs n'ont-ils pas anéanti, par un jaloux sentiment de haine, les monuments et les institutions
des peuples qu'ils ont subjugués !

La gymnastique ne fut point inventée d'abord
dans une pensée d'hygiène, mais dans un but d'antagonisme. C'est pour avoir de valeureuses légions,
d'énergiques défenseurs, que la Grèce institua les
jeux olympiques, isthmiques, néméens, etc. Plus
tard, des savants illustres, Hérodicus, Dioclès,
Praxagore, Erasistrate, Galien, remarquèrent
que sous l'influence des exercices corporels, les
membres devenaient non-seulement plus forts
et la constitution plus robuste, mais que cette
influence triomphait d'un grand nombre d'indispositions et d'affections lentes, rendait les conva-
lescences plus courtes, et donnait au développement des muscles une plus grande rapidité. Ces
observations durent très-fréquemment se reproduire, car les directeurs des gymnases ou *gymna-
siarques* étaient ordinairement médecins, et avaient
soin de régler eux-mêmes le régime des néophytes
qui leur étaient confiés. Les sous-directeurs ou
gymnastes, qui avaient une connaissance appro-
fondie de la puissance des exercices, traitaient les
maladies. Les baigneurs ou *iatraleptes* pratiquaient
les saignées, se livraient à la chirurgie, friction-
naient les corps ou les raclaient avec les instruments
que les Latins nommèrent *strigiles*. Telle a été, chez
les Grecs, l'origine de la gymnastique médicale.

L'invasion des Barbares détruisit ce genre d'institution, mais le principe survécut, parce qu'il est pour ainsi dire naturel aux hommes. En effet, des traces de la gymnastique subsistent chez tous les peuples. L'Arabe dans ses sables, le sauvage dans ses forêts, le nègre dans ses savanes, font une somascétique grossière que l'instinct leur a révélée. Le jeu *del calcio* en Italie, *la maestranza* en Espagne, les courses de chevaux, les combats de boxeurs en Angleterre, appartiennent de près ou de loin à la science gymnastique, et en ont formé longtemps les derniers vestiges.

Cependant, dès 1776, M. Simon de Strasbourg avait essayé, inutilement il est vrai, de faire revivre en Europe un art salutaire. Quatre ans après, Tissot publia, sous le titre de *Gymnastique médicinale et chirurgicale*, un traité *ex professo* qui fut en quelque sorte la première lueur de la révolution que devait subir plus tard cette partie de l'éducation physique, de l'hygiène et de la thérapeutique. L'impulsion était donnée : elle fut suivie par le Danois Nachtegal; par Gutsmuths et Salzmann en Saxe, Fellemberg à Hofwil, Clias à Berne, et Pestalozzi à Iverdun.

Ces deux derniers, par les gymnases qu'ils ont fondés et la méthode dont ils sont les créateurs, ont droit à une mention spéciale. Continuateurs et non plagiaires de l'antique gymnastique, ils l'ont imitée, mais pour la perfectionner et l'agrandir. Ce n'est plus la somascétique d'Athènes, d'Olympie, de Corinthe, de Rome. Les mouvements gymnastiques sont ici parfaitement conformes aux besoins de la vie, aux lois physiologiques, aux règles de l'hygiène. Dans l'établissement de M. Pestalozzi, on fit une application simultanée des facultés physiques, morales et intellectuelles. Les exercices, soumis à un système méthodique et raisonné, furent appropriés à la force ou à la faiblesse de chaque élève. De son côté, l'institut gymnastique de M. Clias ne se proposa pas un but moins élevé et n'obtint pas des résultats moins complets.

Mais tandis que la Suisse et l'Allemagne rajeunissaient la somascétique antique, que l'on comptait des gymnases à Trèves, Cologne, Kosterberg, dans les principautés de Cassel et de Lippe, à Hambourg, Francfort-sur-le-Mein, Dusseldorf, Konigsfeld, etc., la France, sous le rapport pratique, restait étrangère à ce grand mouvement. Ce ne fut qu'en 1821 que quelques essais timides furent tentés par M. Comte, jeune gymnasiarque qui avait parcouru la Suisse et l'Allemagne, et qu'un homme d'une forte expérience et d'un grand désintéressement, un Espagnol naturalisé Français, le colonel Amoros, vint inaugurer sur une vaste échelle et avec un ensemble prodigieux son gymnase normal, triple fruit de ses voyages, de ses études et de ses méditations.

C'était assurément une idée grande et riche d'avenir que de chercher à perfectionner en même temps l'homme physique, moral et intellectuel, que de fonder un établissement où il pût se rendre propre aux professions les plus utiles et les plus dangereuses, devenir à la fois plus robuste et plus courageux, plus intelligent et plus dévoué. Long-temps cependant M. Amoros eut à lutter contre des préventions injustes : d'un côté, il rencontra l'indifférence, de l'autre le ridicule. « Qu'ont de commun, lui demanda-t-on, la morale et les sauts périlleux, la vertu et les gambades? » En effet, dans le temps des spécialités, à une époque où les sciences et les arts se subdivisent, où nul homme n'a droit à être considéré comme habile s'il ne se renferme dans un seul travail, dans une seule étude, dans une seule conception, M. Amoros eut le tort de vouloir faire de la gymnastique un vaste ensem-ble, un tout parfait, un système. Mais s'il est vrai que les pensées fécondes ne sont que tardi-vement acceptées, il est vrai aussi qu'elles ne meurent pas. L'heure de la gymnastique est ve-nue. La science en consacre l'utilité, le gouverne-ment en a reconnu les avantages. Des expériences réitérées, des résultats concluants ont prouvé qu'elle était pour les militaires une étude indis-pensable, et le ministère de la guerre a commencé à en faire pour eux déjà un élément d'éducation. L'orthopédie s'est servie de cette méthode avec le plus grand succès; une foule de pensionnats l'ont adoptée. Malheureusement les exercices ne sont pas toujours restés conformes à la méthode du fondateur; on en a fait une application maladroite ou exagérée : de là des revers nombreux, quelque-fois même des suites fâcheuses, car pour emprunter à M. Amoros ses expressions mêmes : « Semblable

à la langue d'Esope, la gymnastique est la meilleure
et la plus utile des choses, si on l'enseigne avec sagesse ; la plus méprisable et la plus nuisible, quand
on la pratique à la façon des funambules. »

La méthode amorosienne ne consiste point à
faire *tel* ou *tel exercice*, mais à *développer des facultés.*
Or, un tableau anthropobiologique divise cès facul-
tés en autant de parties que la méthode a de bran-
ches principales. Celles purement physiques sont :
FORCE, FERMETÉ, RÉSISTANCE, AGILITÉ, VÉLOCITÉ,
ADRESSE. Les mixtes, ou physico-morales se com-
posent de : RÉGULARITÉ, GRACE, ZÈLE, COURAGE,
ÉNERGIE, PERSÉVÉRANCE. On compte enfin parmi les
facultés exclusivement morales : la PRUDENCE, la
PRÉVOYANCE, la TEMPÉRANCE, la GÉNÉROSITÉ et l'A-
MOUR DU BIEN.

Il serait inutile d'énumérer ici en détail tous les
exercices dont est formée la méthode amorosienne;
nous nous bornerons à indiquer entr'autres :

1° Les mouvements lents, modérés et accélérés
des extrémités inférieures, accompagnés chacun
d'un chant spécial, et exécutés avec ces flexions et
selon les autres règles que prescrit la méthode;

2° Les mouvements des extrémités supérieures
qui ont leurs chants et leurs principes particuliers;

3° Les luttes des mains, des doigts croisés, des
avant-bras, des bras, des épaules, des poignets croisés, des phalanges des doigts; la lutte serrée ou à
bras le corps;

4° Les luttes avec instruments, et notamment
celles des poignets, des bâtons par terre, des arcs-

boutants et des boules. Cette dernière est la plus utile de toutes, parce qu'elle est la plus simple, la plus variée, qu'elle procure l'application d'un grand nombre de forces, et développe à la fois plusieurs facultés.

Après ces exercices, les plus importants et les plus hygiéniques, vient se placer l'emploi des machines très-diverses et très-multipliées, puisqu'elles représentent tous les obstacles naturels ou artificiels qu'un homme peut être obligé de surmonter dans le cours de la vie. Une poutre placée à un pied de terre sur des tasseaux; un mât de voltige, une perche, une échelle de corde, et autres cordages, une échelle à consoles, un trapèze; des tables rondes à sauter, des perches à suspension, des sautoirs fixes et portatifs, des chevaux de bois ou de voltige, des portiques, des plans inclinés, des mâts verticaux, telles sont les principales machines employées dans le gymnase amorosien. Elles sont proportionnées, pour la forme et les dimensions, au sexe et à l'âge des élèves. Chaque série d'exercices commence par le plus aisé, et se termine par le plus difficile. Cette marche rationnelle et progressive est au reste la meilleure garantie de sécurité de la méthode; car, par le fait de cette gradation insensible et savamment ménagée, le second exercice devient aussi facile à apprendre et à exécuter que le premier, le troisième que le second, et ainsi de suite pour les autres. Quand lord Brougham visita pour la première fois le gymnase normal de M. Amoros, il ne put s'empêcher de mani-

fester des craintes; mais après un examen suivi, ses
appréhensions s'évanouirent, et il observa, en présence de plusieurs témoins : « Que tout danger y
était évité, parce que le courage était dirigé par la
prudence. »

Un écrivain moderne, distingué par ses travaux,
a étudié avec soin et décrit avec vérité la méthode
amorosienne.

« Les exercices, dit-il, dans une brochure qui pa-
rut en 1834, sont divisés en exercices élémentaires
ou préparatoires, et en exercices d'application ou
grands exercices. Les premiers consistent à disposer les mouvements des membres dans toutes
leurs articulations; et à ces mouvements sont adap-
tés des chants, le rhythme musical; procédé imaginé pour favoriser les organes de la respiration,
pour leur procurer cette vigueur que les anciens
philosophes et nos meilleurs physiologistes attri-
buent à l'action de la voix.

«Mais que suppose-t-on de ces chants? Hé bien !
ce sont des chants inspirateurs accompagnés de
gestes très-expressifs; le premier est l'hymne d'a-
doration, de reconnaissance envers l'Être-Suprême.
Néanmoins, durant cette invocation, l'attitude des
jeunes élèves est calme, noblement recueillie; succèdent immédiatement après, les gestes, les mouvements, et par conséquent les chants du travail,
du courage, de la valeur, de l'amour de la patrie,
du dévouement au roi, de l'émulation mutuelle,
de la bienfaisance, de la philanthropie, de l'abnéga-
tion de soi-même : c'est ainsi que se font les exer-

cices élémentaires; et c'est de cette source que
M. Amoros tire toute la gloire de sa méthode. C'est
d'abord par la puissance morale qu'il veut agir;
c'est en pénétrant l'âme de ses disciples des sentiments les plus purs, qu'il veut réaliser tous les bienfaits de l'éducation physique, si bien expliqués par
les exercices d'application.

« C'est une des choses les plus aimables, les plus
intéressantes, que de voir ces enfants, cette jeunesse
des deux sexes, se livrer, en chantant des préceptes
de religion, de toutes les plus hautes vertus, aux
exercices élémentaires. Je ne les ai jamais ni vus ni
entendus sans que mon cœur se portât vers eux
comme par élan; on est toujours prêt à répéter
avec eux ces airs si bien appropriés à ces belles doctrines extraites en partie de nos plus grands poëtes,
en partie d'auteurs dignement inspirés.

« Disposés de cette manière, les élèves passent dans
un enclos de onze arpents, c'est-à-dire aux grands
exercices, à mille applications variées, plus atta-
chantes les unes que les autres, et de gradation en
gradation. Là, il y a des machines dressées, de dimensions plus ou moins grandes et dénotant des
combinaisons fort savantes. Quoique j'aie déjà eu
l'occasion d'esquisser ailleurs quelques-uns de ces
tableaux de la vie la plus animée, essayons de les
reproduire encore; voyons-les ces enfants, ces adultes nombreux, après avoir quelque temps marché
par colonnes, par pelotons, se distribuer, s'éparpil-
piller, puis s'emparant de ces machines, monter à
de longs câbles que le poids de leurs corps et leurs

mouvements dirigent et poussent au loin; monter
sur des poutres élevées, n'ayant de surface que
quelques pouces; sur des poutres arrondies et va-
cillantes; se charger de lourds fardeaux en les parcourant; monter à la muraille par des perches
lisses; à des mâts et d'autres perches perpendicu-
laires et mouvantes; grimper aux portiques par
des échelles de corde et des cordes lisses; se précipiter vers les édifices à compartiments, et de
plus de trente pieds de haut; en descendre de ma-
nières différentes; atteindre avec non moins d'a-
gilité le sommet d'une tour, au moyen d'excava-
tions à peine sensibles; regagner le terrain avec le
même bonheur; franchir des barrières difficiles,
franchir des fossés en largeur; sauter en hauteur,
sauter en profondeur de dix à douze pieds et plus;
traverser, sur des planches étroites et flexibles, des
bassins remplis d'eau; marcher suspendus par les
bras pendant vingt, trente, quarante minutes, et
placés à une très-grande élévation; donner l'as-
saut à un mur de quinze pieds, et parvenus au faîte
en moins d'une minute, y exécuter des évolutions,
des charges militaires ou des manœuvres purement
civiles; se glisser du côté opposé, tout uni, sans
aspérités pour loger les pieds et les mains, et de là
s'élancer dans le stade avec la vélocité, la rapidité
du trait! Enfants, adultes citadins; enfants, adultes
militaires, tous déployant une ardeur admirable;
exprimant dans leurs regards, leurs sourires, leurs
paroles, la vie, la santé, la joie, le bonheur; et je

le dis, ce n'est là qu'une faible partie des travaux du gymnase amorosien.

« Ensuite, on ne saurait trop remarquer que toutes les machines, simples ou compliquées, que tous les exercices ne sont jamais mis en usage *que selon les moyens physiques acquis, que proportionnellement* à la capacité physique des élèves : toujours guidé par les sciences anatomique, physiologique et dynamique, l'instituteur ne veut rien au-delà ; c'est un point sur lequel sa sollicitude insiste jusqu'à la sévérité. De même toutes les précautions nécessaires sont observées pour éviter les accidents ; des mères m'ont affirmé que la surveillance est telle, à cet égard, qu'absentes, elles ne pourraient concevoir la moindre inquiétude. »

«Lorsque l'on considère les exercices imaginés ou perfectionnés par le colonel Amoros, on dirait qu'il les a combinés d'après tous les événements, toutes les chances que peut courir l'humanité ; ce qui serait une superfétation, il le supprimerait aussitôt. « Ma méthode, dit-il, s'arrête où l'utilité des exercices cesse, et où le *funambulisme* commence. »

« Il ne médite donc pas un mouvement qu'il n'ait un but réel, que ce mouvement, cet exercice du corps ne corresponde à une pensée morale. Inquiet, désireux d'obtenir l'approbation de chacun, c'est encore de cette manière qu'il veut s'assurer s'il a bien fait, s'il est bien dans la voie décrite par la nature même : voilà bien le sublime de l'art, voilà ce

que doit être un véritable gymnasiarque du dix-
neuvième siècle.

« Mais une chose qui doit éveiller non moins
l'intérêt des familles, c'est que la gymnastique amorosienne est la Providence de la santé. Qu'est-ce
donc qu'une branche de l'éducation qui non-seulement fortifie la santé, mais la rétablit en tant
d'occasions et la rend florissante? Cela suffirait seul
pour faire comprendre que toute éducation sans
gymnastique bien entendue, bien dirigée, est imparfaite.

« Des mères, et nous ne saurions trop rapporter
leurs témoignages, attestent aussi, dans toute l'effusion de leurs cœurs, ces autres bienfaits de la
gymnastique. Il est surprenant de voir des enfants,
des adolescents dans un état de langueur désespé-
rante, reprendre comme une vie toute nouvelle.
Il en est de même d'une jeune enfant, née Anglaise,
que j'ai vue et dont la maladie avait été déclarée
incurable; maintenant cette enfant croît et embel-
lit chaque jour. Le même procédé est infaillible
contre le mal affreux que l'on appelle onanisme.

« Aucun moyen n'a échappé à l'instituteur pour
encourager, pour exciter l'émulation, les progrès
de ses élèves; il y a au gymnase français des lois
de répression et des lois de récompense; des prix
y sont décernés; on n'y inflige aucun châtiment
corporel; on se garderait bien de porter atteinte à
la dignité humaine : toute peine est morale, éminemment morale. Ce code est fort redouté; rarement il y a récidive : c'est que dans cette belle

école, le principe qui punit est celui qui se fait aimer. »

Les avantages inhérents à la gymnastique sont de deux ordres : l'un physiologique, l'autre hygiénique. C'est sous ce double rapport que nous allons maintenant les envisager.

Disons d'abord que la gymnastique est un art que les instituteurs comme les médecins doivent connaître et pratiquer ; car il ne suffit point d'ordonner des mouvements à des enfants, à des jeunes filles, à des convalescents ; il faut connaître l'utilité spéciale de chaque exercice, et savoir en varier l'emploi suivant l'âge, la force, les tempéraments et les dispositions morbides.

L'usage régulier de la gymnastique ne peut, on le conçoit, manquer de produire un changement profond et durable dans l'économie, d'introduire un nouvel ordre dans toutes les fonctions ; la digestion, la circulation, les sécrétions, et plus particulièrement les fonctions cutanées, subissent une excitation salutaire ; les humeurs vicieuses sont éliminées et remplacées par des sucs mieux élaborés, surtout lorsqu'à l'influence du mouvement spontané se joignent une alimentation fortifiante et l'habitation de lieux salubres.

Les exercices violents ou continus déterminent des effets primitifs ou consécutifs remarquables. La peau rougit et se tuméfie. La transpiration insensible devient plus abondante ; la chaleur s'accroît ; la sueur coule de toutes parts ; peu à peu les saillies des muscles se prononcent et leur tissu acquiert même parfois une étonnante dureté. Une nouvelle activité se manifeste ; l'énergie du cœur augmente ; aux nuances trop prononcées de la constitution lymphatique succèdent les attributs du tempérament sanguin, la menstruation apparaît chez les jeunes filles, se régularise, et aucun accident fâcheux ne vient entraver la puberté.

Pour appliquer avec plus de méthode le mouvement au traitement préservatif des maladies chroniques, on doit, à l'exemple des médecins qui ont fait une étude de l'hygiène, distinguer les exercices en actifs et en passifs.

Les premiers, parmi lesquels on peut comprendre la marche, la course, la danse, la paume, l'escrime, la chasse, tous les jeux enfin qui donnent une impulsion vigoureuse aux organes musculaires, excitent en général une réaction du centre à la circonférence, et un effet sudorifique plus ou moins marqué. S'ils peuvent être employés avec succès à l'époque d'incubation des affections chroniques, ils cessent d'être utiles et peuvent même devenir dangereux lorsque ces affections apparaissent, que la chaleur, un mouvement fébrile ont acquis déjà quelque intensité.

Dans une période où une maladie peut inopinément se déclarer, les exercices passifs méritent la préférence, car les ébranlements doux auxquels ils donnent lieu excitent moins vivement le système nerveux, la circulation et les autres fonctions. Ces exercices, appelés aussi *gestations* [1], n'exigeant que

-----

[1] Du mot latin *gestare*, porter.

de faibles efforts, laissent en repos le système locomoteur. Telles sont les conditions où se trouve le
corps en voiture, sur les chemins de fer, dans une
chaise à porteurs et une balançoire, pendant la
navigation, et à cheval. L'exercice de l'équitation,
cependant, peut être considéré comme mixte. En
s'y livrant, on reçoit à la fois l'influence du mouvement communiqué, de l'air libre et de la lumière.
Aussi est-il particulièrement favorable aux enfants
déjà avancés en âge, aux convalescents et aux mélancoliques, par les précieuses distractions qu'il cause.

Les gestations sont utiles après les repas; elles favorisent le travail de la digestion, que des mouvements musculaires violents tendent au contraire
à ralentir, et elles conviennent particulièrement aux
deux extrémités de la vie, dans la première enfance
et dans la vieillesse, car, à ces deux époques, la
marche est également difficile, lorsqu'elle n'est pas
impossible. Les personnes naturellement maigres et
débiles, dont les fonctions digestives sont inactives;
celles qui entrent dans la période de la convalescence, après de longues maladies, de vives souffrances, en recueillent des fruits précieux. Prescrire
à ces organisations épuisées des courses prolongées
et de violents exercices, serait manquer aux principes les plus élémentaires de l'art. Il faut réserver
l'application de tels moyens pour les hommes
chargés d'embonpoint, pour les tempéraments
sanguins, éminemment nerveux, ou pour les constitutions lymphatiques. C'est d'ailleurs à l'habileté
du médecin de juger, d'après l'âge, le sexe, la force

ou la débilité, l'emploi qu'il doit faire des différents moyens dont l'ensemble constitue la gymnastique médicale.

Il va sans dire que les exercices nécessaires à l'homme ne peuvent être entièrement ceux auxquels doit se livrer la femme, qui est appelée à plaire par sa grâce, sa distinction, les contours attrayants de ses formes, et même par sa faiblesse; quelques-uns de ces exercices donneraient une saillie trop prononcée à ses muscles ainsi qu'à ses articulations. Il ne faut donc les y soumettre que lorsque l'état de leur poitrine exige qu'elles aient recours à des mouvements propres à agrandir cette cavité et à imprimer une plus puissante énergie aux organes qu'elle contient.

Qui ne sait, en effet, que des mouvements fréquemment répétés, en appelant la vie dans les organes, en augmentent la vigueur? C'est ainsi que les jambes des danseurs acquièrent beaucoup de volume et de force, et qu'en sens inverse les bras, les épaules et la poitrine des boulangers, des marins, des portefaix, des maîtres d'escrime, obtiennent un développement considérable. C'est grâce toutefois à une heureuse combinaison de l'activité et du repos que l'appareil du mouvement volontaire arrive à cette puissance matérielle. Il la perdrait inévitablement si la continuité de l'exercice s'opposait à la nutrition des muscles des membres inférieurs; ceci explique pourquoi ces parties sont grêles chez les piétons et les charretiers, qui durant le jour ne se reposent presque jamais.

Il n'est pas superflu d'ajouter que ceux des exercices gymniques indispensables pour former l'officier, le marin, le soldat, le sapeur-pompier, etc., ne seront pas imposés aux enfants qui ont seulement besoin de fortifier leur constitution. Un choix judicieux et sévère doit proportionner ces exercices à l'énergie physique et à la condition sociale. Il en est cependant qui sont également nécessaires, et aux enfants des pauvres que leur naissance destine à des professions mécaniques, et aux enfants des riches pour prévenir la formation des maladies lentes. Quel immense bienfait réalisé, si l'on se décidait à les introduire un jour dans les ateliers de charité, dans les maisons de travail, dans les hospices, où succombent prématurément tant de victimes, dans les écoles primaires et dans les pénitenciers!

L'influence hygiénique de la gymnastique est telle, que les enfants les plus moroses deviennent rapidement expansifs et gais. La face des lymphatiques s'anime, elle perd sa couleur pâle et blafarde; l'embonpoint factice ou morbide disparaît; la peau se colore d'un sang plus pur; l'exercice modéré cesse d'exciter la sueur. L'homme moral et l'homme physique subissent une transformation simultanée.

Nous avons déjà dit que pour appliquer la gymnastique d'une manière rationnelle, il fallait porter particulièrement son action sur les organes les moins énergiques. Ainsi, lorsque les membres supérieurs d'un enfant seront débiles et sa poitrine rétrécie, il devra grimper et se balancer souvent

en tenant une double corde à nœuds : il s'élèvera
au sommet d'une échelle par son revers; à l'extrémité d'une corde vacillante, en soutenant parfois
le poids du corps au moyen d'étriers; au haut
d'un petit mât, par l'action réunie des membres
thoraciques et abdominaux; le corps, enfin, restera
quelques instants suspendu à des barres transver-
sales à l'aide des mains qui, se déplaçant alternativement, opéreront ainsi la progression. Citons encore, au nombre des instruments les plus utiles, la
planche à chevilles correspondantes, le tremplin
vertical et le tremplin assis.

Si de semblables exercices sont très-propres à
développer les extrémités supérieures, ainsi que la
poitrine, d'autres, qu'il serait trop long et trop fas-
tidieux de décrire ici, contribueront à accroître sa
capacité et à combattre les vices de conformation
dont elle pourrait être atteinte. Sous ce dernier
rapport, cependant, il serait préférable de recourir
aux établissements spéciaux, aux maisons orthopé-
diques célèbres, parmi lesquelles se placent, en
première ligne, celles de MM. Duval, à la Porte-
Maillot; Jules Guérin, à la Muette; Bouvier, à
Chaillot, et Pravaz [1], à Lyon.

Montègre a fait observer, avec raison, qu'il y aurait une grave imprévoyance à laisser aux enfants
le choix des exercices, car ils mettraient presque
toujours en action les organes les plus robustes; il

---

[1] Ce dernier emploie avec succès l'air comprimé dans le traitement des affections scrofuleuses.

faut, au contraire, appeler les sucs nutritifs par le mouvement spontané sur ceux que trop souvent les enfants condamnent à l'inactivité à cause de leur faiblesse. Le costume des élèves doit être léger, large et commode. Il importe en outre de les prémunir, par de sages précautions, contre les refroidissements subits. L'impulsion donnée par les exercices aux fonctions de la peau pouvant prévenir, en certains cas, la formation d'affections chroniques, il sera bon alors de favoriser la transpiration par des frictions sèches à l'aide de gants de flanelle ou de crin, par des vêtements épais, et au besoin même par la chaleur du lit.

Remarquons enfin que les tubercules s'introduisant dans les poumons de douze à quatorze ans surtout, la gymnastique doit, à cet âge, être employée d'une manière plus suivie et plus attentive. Citer des exemples de guérisons inespérées obtenues par cette méthode, serait facile. Nous nous contenterons de signaler M. Durié, gymnaste du comte de Paris, qui, d'après son propre témoignage, fut ainsi guéri radicalement d'une phthisie déjà avancée.

Si l'on veut maintenant résumer dans leur ensemble les avantages hygiéniques et physiologiques de la gymnastique, on reconnaîtra :

1° Qu'elle entretient la santé et rend la constitution plus vigoureuse ;

2° Qu'elle donne aux muscles plus de force, aux membres plus de souplesse, aux organes plus de développement, aux molécules osseuses plus de cohérence, à l'appareil sanguin plus d'énergie, à l'homme plus de courage, plus d'aptitude et d'habileté pour les professions mécaniques;

3° Qu'elle corrige une foule de vices de conformation, accroît la finesse des sens, rétablit les fonctions de la peau et l'équilibre indispensable aux différentes parties du corps;

4° Qu'elle peut être mise en usage avec le plus grand succès pour combattre l'invasion des maladies héréditaires, constitutionnelles ou accidentelles, notamment les scrofules, le rachitisme, les autres affections du système osseux, et la phthisie tuberculeuse.

Au point de vue du perfectionnement moral, la gymnastique ne laisse pas que de produire aussi de précieux résultats; mais c'est une question en dehors de notre cadre : il appartient à la philosophie de l'apprécier. Nous émettrons le vœu seulement qu'après tant de tâtonnements pénibles, d'efforts mal récompensés, la gymnastique entre du même pas dans l'éducation et dans la science.

CHAPITRE XI.

De la musique et de la danse.

On peut enseigner isolément la gymnastique et le chant, sans faire perdre à la première ses plus précieux avantages; mais dans l'application , la danse, cette gymnastique des jeunes filles, ne saurait être étudiée sans la musique, dont le rhythme règle les mouvements du corps en excitant vivement le système nerveux. Son influence sur notre imagination et nos autres facultés est incalculable : le soldat lui doit souvent son courage dans le combat, son énergie pendant les marches longues et pénibles. Grâce à elle, la femme la plus frêle supporte impunément dans un bal les fatigues qui semblent impossibles à son organisation. Les Grecs, dont la passion pour la musique a été portée jusqu'au fanatisme, lui attribuaient une origine divine : les uns, d'après son étymologie, rapportaient son invention aux Muses, d'autres à Apollon et à Mercure ; et les plus illustres personnages avaient contribué à son perfectionnement. Orphée imagina la lyre qu'il accompagnait de sa voix harmonieuse. C'est aux sons de cet instrument que s'élevèrent les murs de Thèbes : ingénieuse fiction qui montre la puissance des accords mélodieux sur la force physique de l'homme pendant le travail !

« Athénée nous assure, dit J.-J. Rousseau, qu'autrefois toutes les lois divines et humaines, les exhortations à la vertu, la connaissance de ce qui concernait les dieux et les héros, les vies et les actions des hommes illustres, étaient écrites en vers et chantées publiquement par des chœurs au son des instruments ; et nous voyons, par nos livres sacrés, que tels étaient dans les premiers temps les usages des Israélites. On n'avait pas trouvé de moyen plus efficace pour graver dans l'esprit des hommes les principes de la morale et l'amour de la vertu ; ou plutôt tout cela n'était pas l'effet d'un moyen prémédité, mais de la grandeur des sentiments et de l'élévation des idées, qui cherchaient par des accents proportionnés à se faire un langage digne d'elles. »

Le centaure Chiron, au moyen de sons mélodieux, apaisait la colère d'Achille. Timothée excitait ainsi ou calmait les fureurs d'Alexandre. David chantait ses admirables psaumes, et dissipait avec sa harpe la noire mélancolie du roi Saül. Les légendes mythologiques et l'ancien Testament sont pleins des merveilles qu'elle enfanta, et en s'écartant même des fictions des poëtes et des traditions antiques, on en trouve d'étonnants exemples dans les temps modernes. Nos lecteurs se rappelleront peut-être ces inquisiteurs d'une petite ville d'Espagne, qui, ayant accusé d'impiété des danseurs de *fandango*, et permis que cette danse fût exécutée devant eux par les coupables, au son sonore de deux guitares, ne purent résister à leur émotion, s'agitèrent sur leurs siéges, et captivés, par le pouvoir électrique de l'harmonie, se mirent à danser avec les accusés. Qui ne sait que le ranz des vaches est pour les Suisses une cause d'indicibles plaisirs, de regrets amers ? Aussi était-il autrefois défendu sous peine de mort, aux soldats de cette nation, de chanter cet air national durant leur séjour à l'étranger ; car la désertion, la nostalgie ou le suicide en devenaient pour eux l'inévitable conséquence.

L'influence de la musique sur les facultés de l'homme est révélée par une multitude de faits qu'il serait hors de propos d'exposer ici. Malheureusement elle n'a plus cette puissance morale et religieuse si favorable aux actions vertueuses, aux grands dévouements. Elle a aidé sans doute aux progrès de la civilisation, mais en se perfectionnant, en perdant son caractère primitif, elle a contribué à la décadence des mœurs. Devenue un amusement frivole, un art très-difficile, elle cherche plutôt à exciter des sensations voluptueuses, à émouvoir par des combinaisons savantes qu'à inspirer de nobles sentiments. Les Spartiates redoutaient avec raison ces innovations, alors qu'ils condamnaient Timothée à l'amende pour avoir ajouté une corde à sa lyre. Dans la musique grecque, le mode *dorien* était destiné à faire naître des émotions religieuses; le *phrygien* excitait de violents transports; le *lydien* exprimait les plaintes et les regrets; l'*éolien* disposait à l'amour et aux plaisirs.

La voie tracée par les Grecs est encore la seule à suivre aujourd'hui, et il serait temps qu'on fît choix d'un mode musical pour l'introduire dans les maisons d'éducation et dans les établissements hygiéniques. Alors, la musique ne servirait plus à amollir l'homme, mais à le fortifier; elle ne serait plus un auxiliaire pour la volupté, mais un puissant appui pour la morale.

Dans l'antiquité, la danse comme la musique augmentait la pompe du culte divin. Les lévites dansaient autour de l'arche sainte, et David lui-même, couvert d'un éphod de lin, les précédait aux sons enchanteurs de sa harpe. Les filles de Sparte se livraient à la danse dans les lieux publics, n'ayant pour voile que leur pudeur et pour égide que leur vertu. Sous ce rapport, les Romains n'imitèrent point les Grecs, ils préférèrent à la danse cette gymnastique belliqueuse qui donne au corps, non de la grâce, mais de la force. Ils négligèrent aussi la musique, et leurs mœurs s'en ressentirent. Elles acquirent cette rudesse et cette férocité qui ont laissé tant de taches sanglantes dans leur histoire.

Sous le point de vue hygiénique, la musique et la danse ont une incontestable utilité; l'une excite le système nerveux, et, par la gaieté qu'elle inspire, active le jeu de tous les organes; l'autre augmente la rapidité de la circulation, la fréquence de la respiration, porte le sang dans le système capillaire de la peau, accroît la chaleur animale et provoque d'abondantes transpirations, comme les travaux corporels violents et les autres exercices de la gymnastique.

Lorsque la danse est fréquemment répétée, le corps, disent MM. Pariset et Villeneuve, prend un maintien agréable et aisé. Il se meut avec plus de grâce et de liberté. Les épaules se portent en arrière; les membres inférieurs gagnent en force et en souplesse; les masses musculaires des fesses, des cuisses et des jambes, se dessinent énergiquement; les pieds sont constamment tournés en dehors ; enfin, au caractère particulier de la marche on reconnaît facilement un danseur. On n'a point remarqué que la danse fût contraire aux femmes parvenues à une époque avancée de la grossesse, et nous leur conseillons surtout, dans le but d'en favoriser les suites, l'usage du tremplin assis, imaginé par M. Amoros. Venette recommandait même la danse aux jeunes mariées, afin de les rendre plus aptes au devoir conjugal : toutefois les frictions faites au pourtour du bassin, à l'aide de brosses en crin confectionnées en Angleterre, ont à cet égard beaucoup plus d'efficacité. Ces deux moyens peuvent faciliter l'écoulement menstruel, car on sait que les mouvements déterminés par la marche en augmentent l'abondance, tandis que le repos le diminue.

Les marins, par la danse, pourront combattre les redoutables effets d'une trop longue inactivité. Le capitaine Cook en a constaté l'influence, et ce célèbre navigateur attribue en grande partie la santé qui régna au sein de ses équipages, dans le cours de ses lointaines expéditions, au soin qu'il prit, pendant les calmes, de faire danser les matelots au son du violon.

Mercuriali reproche, et peut-être avec raison, à nos danses modernes d'être plutôt nuisibles que favorables ; car elles se prolongent trop avant dans la nuit, et donnent lieu, par l'absence d'indispensables précautions, à des refroidissements funestes. Mais un abus dans l'application ne suffit pas pour détruire la valeur d'un principe, et il n'en reste pas moins acquis à la science, que si les heures consacrées à la danse étaient réparties plus judicieusement, si l'on se prémunissait contre les refroidissements par quelques dispositions bien simples, elle serait un moyen précieux d'hygiène, qui ne saurait être introduit trop tôt dans les maisons d'éducation, comme dans les établissements hygiéniques où l'on cherchera à prévenir le développement de la phthisie, des scrofules, et des autres affections chroniques produites par des habitudes sédentaires et l'inactivité de la peau.

J.-J. Rousseau, qui souvent dépasse le but, et n'est plus qu'un sophiste en aspirant au titre de réformateur, n'apprend point à son Émile l'*art de faire des gambades*; il préfère le voir, à l'exemple du chevreuil, grimper légèrement sur un rocher et sauter de monticule en monticule. Mais on conçoit que si ce périlleux exercice peut être conseillé aux soldats, dont toute la carrière est un danger, il ne saurait convenir aux enfants destinés à des professions paisibles et qui doivent vivre au sein des grandes villes.

Il est, nous le savons, un écueil à la danse. Elle contribue puissamment à la corruption des mœurs. On ne peut impunément rapprocher les deux sexes, à l'âge des passions naissantes, sans que la nature parle avec énergie. Les pressions voluptueuses, les conversations intimes, le langage si expressif des yeux, les émotions enivrantes de la musique, triomphent trop souvent de l'éducation la plus chaste et des préceptes les plus salutaires. Pourquoi les

jeunes personnes ne danseraient-elles pas ensemble? Cette habitude existe dans quelques pensionnats. Il suffirait seulement d'en généraliser l'usage.

J'eus l'occasion d'exposer un jour à un ecclésiasti-
que très-éclairé les fâcheux effets de la vie contemplative pour les religieuses, et l'heureuse influence que
pourrait avoir l'exercice actif pour s'opposer à la formation des maladies de poitrine, qui font parmi elles
tant de victimes. Il comprit à l'instant ma pensée, et
signala avec une sagacité remarquable les avantages
hygiéniques qui résulteraient de l'introduction de
la danse dans les communautés; ce qui prouve, ce
nous semble, toute la puissance de ce moyen, puisqu'en dépit de scrupules pieux, un prêtre même
lui donnait son assentiment.

Les personnes qui cultivent la musique éprouvent les inconvenients attribués aux professions
sédentaires. Les chanteurs et les chanteuses, les
instrumentistes qui jouent du cor, du hautbois, de
la clarinette, etc., sont sujets aux hémoptysies et
aux phthisies. Les bassiers, les joueurs de violon et
de quinte n'échappent pas toujours à ces dangereuses tendances de leur art, et l'on se souvient
que Grétry ne se servait jamais longtemps de son
violon sans cracher le sang. Le chant, comme la
peinture et la sculpture, doit donc être interdit aux
sujets prédisposés aux scrofules et aux affections
de poitrine. On peut sans doute, à l'exemple des
Grecs et ainsi que l'ont essayé dans ces derniers
temps Pestalozzi, Clias et Amoros, les habituer insensiblement à exercer les organes respiratoires par

la déclamation, le chant et la lecture à haute voix ; mais il y aurait une sérieuse imprévoyance à prescrire cette gymnastique lorsqu'il existe dans ces organes quelques signes d'irritation. C'est encore ici le cas de distinguer les exercices modérés qui fortifient le larynx et les poumons, des efforts violents et continus qui les altèrent.

On a vu, par les développements qui précèdent, que les effets physiques, moraux et hygiéniques de la musique et de la danse sont bien différents. En condamnant au repos ceux qui l'étudient, en les forçant à faire agir outre mesure les organes de la voix, la musique peut devenir et devient quelquefois une source de maladies graves. La danse, au contraire, en excitant toutes les fonctions, particulièrement celles de l'appareil locomoteur et du système tégumentaire, produit, quand on s'y livre avec modération et prudence, d'heureux changements dans l'économie. Mais, nous l'avons dit, la morale en réprouve l'usage dans les nombreuses assemblées où les sexes sont confondus ; car elle donne lieu à des entraînements qui menacent la vertu des femmes, le repos des familles, et souvent pèsent sur toute la vie. La musique n'a jamais ces résultats funestes ; son empire s'établit dans les jeux de l'enfance, dans les grands travaux de l'âge adulte ; elle délasse le savant, anime le guerrier, inspire le poëte. Aussi la médecine doit-elle profiter avec soin de son action excitante dans les affections nerveuses avec tendance à la mélancolie, et l'hygiène, l'employer dans les maisons de santé comme

un auxiliaire puissant pendant les exercices destinés à prévenir la formation des maladies chroniques. Insistons encore sur l'importance de préférer
au mode musical dont l'action ne se fait sentir
qu'aux sens, celui qui, par des inflexions vives et
accentuées, exprime les sentiments les plus élevés,
les passions les plus éloquentes, en un mot, cette
musique lyrique et théâtrale, qui caractérisait les
poésies de la Grèce antique.

CHAPITRE XII.

Du repos et du sommeil.

Le repos est un impérieux besoin pour tous les
êtres animés. Le sommeil, cette cessation temporaire et périodique des sublimes fonctions du cerveau et du système nerveux de la vie de relation,
devient indispensable pour réparer les pertes matérielles que ces organes éprouvent pendant la veille.
Cet état passif des organes doit être proportionné,
pour la durée, à leur état d'activité. Dans ce dernier cas, en effet, le principe vital s'est dégagé abondamment de l'économie, avec les propriétés du calorique. Il en résulte un sentiment prononcé de
fatigue et d'épuisement; la volonté est impuissante
à soulever les membres endoloris; les agents extérieurs, les bruits les plus forts ne sauraient plus

émouvoir la sensibilité : sous quelques apparences le sommeil et la mort sont jumeaux, selon l'expression d'Homère. Or, si le sommeil n'est pas assez prolongé, si le repos n'est point complet, les forces de l'homme se débilitent, son corps s'épuise et maigrit; les molécules organiques qu'il a perdues pendant le jour ne sont pas remplacées par de nouvelles; la peau se ride, la fraîcheur du bel âge s'évanouit, et une vieillesse précoce en est pour lui, comme pour les animaux, l'inévitable résultat.

Telle est la loi de la nature. Mais cette loi se modifie selon les climats, les sexes, les tempéraments. Très-exigeant dans les régions intertropicales, le besoin de sommeil l'est beaucoup moins dans celles du Nord, où le mouvement devient une nécessité. Bien qu'il ne soit pas possible d'assigner une limite précise à sa durée, on sait cependant qu'elle est d'autant plus considérable qu'on se rapproche davantage de l'époque de la naissance. Pour l'enfant livré à une incessante agitation, il est indispensable de dormir non-seulement pendant la nuit, mais souvent encore durant certaines heures du jour. La périodicité du sommeil ne saurait d'ailleurs s'expliquer par l'épuisement de l'influx nerveux, car le vieillard débile dort beaucoup moins que l'enfant dans toute sa turbulence, que l'homme dans toute sa vigueur. Les personnes qui prennent de grandes quantités d'aliments et de boissons excitantes éprouvent fréquemment un penchant invincible au sommeil : ce n'est guère qu'au moyen de la sobriété qu'on fait cesser, ou tout au moins qu'on diminue cette tendance vicieuse et le danger des congestions cérébrales auxquelles elle dispose. On voit qu'il existe d'étroites relations entre le merveilleux mécanisme du cerveau et ceux de l'estomac qui digère et du muscle qui se contracte. Le même principe les anime; mais les deux pôles opposés du prolongement nerveux, le cerveau et les organes générateurs, sont soumis à la loi de l'intermittence d'action, tandis que par une prévoyance admirable de la nature, le cœur et les autres organes de l'existence végétative, qui reçoivent l'influx nerveux des parties centrales du même prolongement, ne sont point assujettis à la même loi. Leur mouvement commence et cesse avec la vie.

La durée normale du sommeil est de six à huit heures. Elle peut aller jusqu'à dix pour les enfants ainsi que pour les personnes débiles; être sensiblement abrégée pour les hommes forts et sanguins, ou pour les individus excitables, tourmentés par une disposition nerveuse, dont le travail et l'exercice ont seuls le pouvoir de neutraliser les effets. C'est en s'y livrant d'une manière soutenue, en diminuant les temps consacrés au repos, que l'on peut espérer de combattre avec quelque efficacité cette obésité qui est la source de graves inconvénients, cet état sanguin qui dispose aux congestions, et cette pléthore lymphatique qui conduit aux maladies tuberculeuses.

Je ne partage pas l'opinion de ceux qui pensent que les femmes ont en général plus de propension au sommeil que les hommes; car j'ai, dans le cours de ma pratique médicale, trouvé un très-grand nombre de ces derniers qu'une irrésistible envie de dormir saisissait après les repas. Un d'eux, auquel j'ai donné des soins, était, malgré sa sobriété, incessamment poursuivi par le sommeil. Il dormait à table, le matin, le soir, au milieu de la conversation, et faisait des chutes qu'un hasard heureux a toujours protégées, mais qui pouvaient avoir les suites les plus dangereuses. Il était rare qu'il n'oubliât pas d'éteindre son flambeau le soir, et il a failli bien des fois incendier la maison qu'il habitait. Les femmes ne m'ont pas offert de tels exemples.

Le sommeil n'est point une fonction propre au cerveau. Chez les reptiles, le système nerveux tout entier éprouve profondément l'influence des changements périodiques des saisons : durant l'hivernation, les fonctions de la vie de relation sont entièrement suspendues, et celles de la vie intérieure ne présentent que des mouvements faibles et irréguliers. Chez l'homme endormi, la digestion, la respiration, la circulation sont ralenties. Dans cet état, il tend à se refroidir, et la congélation l'atteint plus facilement que pendant la veille. Sa faculté de produire le calorique diminue par conséquent aussi dans le sommeil naturel ou normal ; mais ce refroidissement ne peut s'opérer que dans certaines limites, au delà desquelles l'endormi se réveille pour tomber dans le sommeil *anormal* ou *morbide* qui peut devenir funeste.

La soustraction de l'oxygène et du calorique a

donc pour effet de déterminer le sommeil avant d'amener la mort. Il peut résulter encore de l'asphyxie par submersion, de l'apoplexie, de l'afflux du sang vers le cerveau.

La pléthore est souvent annoncée par une tendance invincible au sommeil. Celui que provoquent les premières causes, s'accompagne parfois des principaux signes qui annoncent la cessation définitive de la vie. En de telles circonstances, des inhumations précipitées peuvent enfermer dans le tombeau des personnes que l'art ou la nature aurait pu sauver. Il en est même qui, dans cet état léthargique, conservent le sentiment de leur existence et voient avec horreur les préparatifs de leurs funérailles. Un marin, voyageant à pied, tombe inopinément sans connaissance : appelé à l'instant même, je le trouve sans respiration, ne donnant aucun signe de vie. Les contractions apparentes du cœur avaient cessé. Il est mis au lit : une saignée est pratiquée au bras ; d'abord le sang s'écoule très-lentement et sans jet ; mais enfin le jet finit par se former : quelques mouvements convulsifs annoncent d'abord le retour à l'existence ; ces mouvements acquièrent bientôt de l'intensité, au fur et à mesure que le sang s'écoule de la veine ; puis le moribond égaré se lève subitement, exécute des mouvements violents de natation, en nous montrant, dans son délire, un homme qu'il veut sauver du naufrage. A la fin de la saignée, le délire disparaît, le calme se rétablit ; le marin remarque avec étonnement qu'il est dans un hospice, environné de sœurs hospitalières, qu'il prend d'abord pour celles qu'il a vues à la Guadeloupe. Interrogé sur l'objet qui le préoccupait dans son délire, nous apprenons qu'il vient de faire naufrage sur les côtes de la Corse, que luttant en vain sur un radeau contre la violence des flots, il a perdu connaissance, et que transporté ensuite à terre dans un état de mort apparente, il a été le témoin muet et épouvanté des préparatifs de son inhumation. — Une jeune fille, atteinte d'une affection aiguë du cerveau, tombe dans un état profond de stupeur et d'insensibilité : les fonctions des organes de la vie intérieure sont suspendues; tout annonce une mort prochaine. Je recommande toutefois de ne procéder à l'inhumation qu'après ma visite. Mais un dernier soupir annonce l'extinction définitive de la vie aux assistants, empressés de lui rendre les derniers devoirs... Elle jouit aujourd'hui d'une bonne santé.

Combien de faits analogues ont prouvé la nécessité d'attendre pour l'ensevelissement les signes évidents de la mort! Que de lugubres histoires sont nées d'une imprévoyance fatale, d'une précipitation homicide! Une lacune, que l'on ne remarque point dans les mœurs anglaises, existe dans notre législation. On peut craindre, au dix-neuvième siècle et en France, d'être enterré vivant!

CHAPITRE XIII.

Des voyages et de la navigation.

La fortune, qui peut offrir pour la santé tant de moyens préservatifs, n'est pas toujours pour elle une sauvegarde. En effet, comment nous résigner à sortir à pied, à braver la fatigue, le froid et les vicissitudes de l'atmosphère, nous réduire à l'humble condition de piéton, quand nous avons des chevaux fringants pour nous conduire, un élégant équipage pour nous emporter? Parmi les classes riches, les promenades ne s'effectuent presque jamais autrement. C'est là un usage funeste, un véritable danger. Des courses pédestres, fréquemment répétées dès l'enfance, pendant les temps froids et pluvieux, vous eussent sauvé de la goutte et de la phthisie, et votre demi-immobilité, vos insuffisantes gestations laissent toute facilité à leur développement.

En revanche, la fortune permet les longs voyages, qui ne sauraient être conseillés dans un but hygiénique qu'aux personnes opulentes. Toutefois, parvenues à leur destination, elles conservent trop souvent encore leurs habitudes oisives et voluptueuses; les promenades en voiture ne cèdent pas la place aux promenades à pied : aussi les résultats de ces pérégrinations sont-ils imparfaits, quand ils ne sont pas entièrement stériles. Quant aux hommes que la fortune n'a pas favorisés et que la maladie menace, ils obtiendront, sans nul doute, des effets très-salutaires de voyages pédestres, ou accomplis, tout au moins, par de faciles moyens de communication. Ils ne doivent pas, cependant, oublier que l'influence du changement d'air et de lieu ne suffit pas toujours pour arrêter la formation d'affections graves ou pour guérir celles qui sont rebelles. Les courses à la campagne, au milieu de sites agrestes, au sommet des montagnes et sur les dunes, sont des auxiliaires puissants du climat. C'est ainsi que, même sans sortir de France, il sera possible de combattre les prédispositions aux maladies tuberculeuses, comme à celles qu'entretient l'état de surexcitation du cerveau ou des autres centres nerveux. Un exercice modéré, mais périodique, à pied souvent, quelquefois à cheval, plus rarement en voiture, pour les hommes, sur un âne ou sur un poney pour les femmes, ne peut manquer d'avoir d'heureux résultats dans l'hypocondrie, la mélancolie, la manie, la gastralgie et les irritations chroniques de l'estomac. Car il importe, dans ces différents cas, d'opérer une forte révulsion vers les extrémités inférieures et vers la peau; de rappeler dans les muscles et à la circonférence cet influx nerveux et ces fluides, dont l'accumulation détermine dans les organes une série de désordres et de souffrances.

La navigation est un grand moyen d'hygiène.

La plupart des marins, comme on sait, jouissent d'une santé robuste, bien qu'ils passent souvent, sans transition, des climats méridionaux dans des régions où règne un froid rigoureux. Il est cependant évident que si la phthisie, selon l'opinion commune, était déterminée par les vicissitudes atmosphériques, les marins et les pêcheurs en seraient les premiers affectés, tandis qu'elle serait extrêmement rare parmi les citadins qui prennent les précautions les plus constantes contre les variations de température. Il n'en est point ainsi, et l'usage d'aliments excitants et malsains, pendant le cours d'une navigation prolongée, ne peut lui-même produire la consomption pulmonaire. Bien plus, des personnes évidemment phthisiques ont dû à de longs voyages maritimes une complète guérison. Cette observation d'ailleurs n'est pas nouvelle. Elle a été dès longtemps introduite dans la science par Arétée, qui attribuait à la navigation le rétablissement des hommes phthisiques qu'on envoyait à Alexandrie. Telle est aussi l'opinion de Pline. On connaît l'influence qu'a exercée sur la santé de M. le docteur Foville le voyage qu'il a entrepris sur le vaisseau commandé par M. le prince de Joinville. Une maladie chronique de la poitrine, qui avait résisté à tous les moyens de l'art, a cédé à l'action salutaire de ce voyage. Il résulte enfin du témoignage de M. Dubled, médecin à Ouistreham, situé à l'embouchure marécageuse de l'Orne, qu'un ouvrier atteint d'une phthisie reconnue par tous les signes qui la caractérisent, a dû son salut à une navigation de plusieurs années. En changeant de profession, en embrassant celle de matelot, cet homme a échappé à la mort et a acquis une vigueur de constitution remarquable.

La navigation sur les fleuves ne serait pas non plus un moyen inefficace. En conduisant une barque légère, on développe les muscles des extrémités supérieures et de la poitrine; on respire un air pur et en mouvement, dont les ondes se renouvellent sans cesse à la surface de la peau et excitent les fonctions dépuratoires de cette membrane.

Par la simple application de ces observations et de ces conseils, il y a, nous en sommes certain, bien des malheurs à prévenir, bien des existences à conserver.

CHAPITRE XIV.

De la natation et des bains de mer.

L'utilité de la natation est trop reconnue pour qu'il soit besoin d'insister sur la nécessité d'y accoutumer les enfants. Les peuples qui, par leurs institutions, ont acquis la plus haute célébrité, les Egyptiens, les Grecs et les Romains, ne négligèrent point cette partie de l'éducation physique, et il existait parmi eux un grand nombre d'hommes habiles à franchir en mer de grandes distances, à descendre à de grandes profondeurs. Les jeunes Lemniens ne pouvaient se marier s'ils ne savaient plonger; et l'on disait à Rome, d'un ignorant : « Il ne sait ni lire ni nager. » Les femmes mêmes ne redoutaient pas les périls de la natation. On connaît l'histoire de Clélie et de ses compagnes.

Non-seulement l'art du nageur permet à l'homme de se livrer sans danger au plaisir de la navigation; mais il donne à sa constitution plus d'énergie, à ses membres plus de souplesse, à ses chairs plus de fermeté. Dans certains cas, cependant, surtout pour les organisations faibles, les bains trop prolongés seraient de nature à produire des perturbations dans l'économie, et on doit en restreindre avec soin la durée pour tous ceux qui éprouvent, en s'introduisant dans l'eau, un refroidissement intense, de la pâleur à la face et aux extrémités, et un irrésistible tremblement. Mais si au contraire, après la première impression, la peau rougit, les forces s'accroissent, la respiration devient plus facile, l'appétit plus exigeant, on peut alors sans scrupule en conseiller l'usage. Une promenade sur le bord d'un fleuve, à la campagne, sur des lieux élevés, en sera le complément nécessaire, et favorisera puissamment, par l'action de la marche, de l'air libre et de la lumière, une réaction sans laquelle les bains froids seraient en général plus nuisibles que salutaires.

Leur efficacité est évidente pour les enfants disposés aux scrofules et à la phthisie, quand on ne néglige aucune des précautions prescrites par la prudence. Il serait à désirer même que dès l'âge le plus tendre, à quatre ou cinq ans, on les habituât à la natation, en employant des vases dont la capacité leur permît de se livrer à cet exercice sans difficulté comme sans péril. En quelques circonstances, on activerait l'effet de ces immersions en faisant dissoudre dans l'eau une certaine quantité de chlorure de sodium ou de sel ordinaire; car ces bains de mer artificiels sont infiniment préférables à l'iode, aux antiscrofuleux et antiscorbutiques dont on fatigue l'estomac des enfants faibles et cachectiques. En effet, on doit remarquer que l'estomac, dans la généralité des cas, ne souffre que consécutivement, ainsi que les autres organes : la peau est le point de départ du mouvement morbide; pour arrêter l'un, il faut rétablir les fonctions de l'autre. Si la faiblesse des enfants rend intempestif l'emploi des bains, on pourra les remplacer par des lotions faites avec de l'eau chargée de principes légèrement excitants du sous-carbonate de soude ou du savon, qui, combinées avec l'exercice et le régime, produiront inévitablement des effets favorables.

Des cures nombreuses ont dès longtemps établi l'efficacité des bains de mer. Moyen précieux de l'hygiène et de la thérapeutique, c'est en vain qu'on essayerait de le remplacer par des bains artificiels, possesseurs des mêmes éléments. Au nombre des conditions essentielles qui assurent aux premiers une supériorité dont toute l'habileté des pharmaciens et toute la science des chimistes ne sauraient les déshériter, se placent l'action vivifiante de l'air de la mer, l'influence de la lumière, le mouvement mécanique et peut-être électrique de la lame, les promenades sur le rivage et les jeux des enfants sur les dunes.

Un chimiste allemand des plus célèbres, M. Liebig, a révélé par des remarques fort concluantes l'existence des particules salines dont l'air de la mer et du littoral est imprégné. Il rapporte que, pendant les tempêtes, les feuilles des plantes se couvrent d'une couche formée par ces particules. Ces croûtes salines s'observent dans la direction de l'ouragan, sur une étendue de vingt à trente milles anglais; toutefois, la tempête n'est pas indispensable à la production de ce phénomène : l'air qui flotte sur la mer trouble en tout temps la solution de nitrate d'argent. Chaque courant, si faible qu'il soit, enlève avec des millions de quintaux d'eau de mer qui se vaporisent annuellement, une quantité de sels qui s'y trouvent en dissolution, et amène à la terre ferme du chlorure de sodium, du chlorure de potassium, de la magnésie, etc.

Ces aperçus judicieux sont confirmés par les expériences qui ont été faites, sous l'impulsion de l'illustre Lavoisier, par la direction des poudres et salpêtres, ainsi que par les observations toutes positives recueillies à la saline de Nauheim. Le directeur de cet établissement, au rapport de M. Liebig, a démontré jusqu'à l'évidence cette volatilisation du sel marin. Une plaque de verre fixée sur une barre élevée entre deux bâtiments, à peine éloignés l'un de l'autre de douze cents pas, se trouve le matin, après l'évaporation de la rosée, tantôt d'un côté, tantôt de l'autre, suivant la direction du vent, constamment tapissée de cristaux de sel.

Il est donc possible, d'après ces données nouvelles, d'expliquer aujourd'hui l'influence bienfaisante de l'air de la mer sur la constitution des scrofuleux et des personnes disposées à la phthisie pulmonaire. Ses remarquables propriétés sont dues à la fois et aux particules salines qu'il tient en dissolution, et au mouvement plus ou moins rapide qui lui est imprimé. Dans ces conditions, il devient un excitant très-efficace pour la peau et les organes de la respiration.

A cette action puissante s'ajoute encore celle du soleil et de l'exercice.

Mais, pour que les immersions produisent des effets hygiéniques véritablement salutaires, elles doivent être d'abord d'une courte durée, ne pas excéder trois ou quatre minutes, et rarement avoir lieu plus d'une fois par jour. Lorsqu'on les administre, on plonge instantanément le corps tout entier dans la mer; puis on le soutient horizontalement à sa surface de manière que la lame puisse le recouvrir et lui donner une impulsion favorable; on l'essuie avec soin ensuite au moyen de linges secs; et c'est alors que la promenade sur la plage et sur les dunes doit compléter l'effet des bains.

Sous leur influence, des indices d'amélioration ne tardent point à se manifester: la peau vivifiée perd sa pâleur et sa mollesse. Elle devient plus ou moins rouge; les vaisseaux capillaires se développent; un sang plus riche en principes réparateurs y circule. L'embonpoint morbide se dissipe; les muscles prennent une saillie plus prononcée; le caractère est plus gai, la volonté plus énergique et la pensée plus active. C'est quand ces importantes modifications se sont déclarées dans l'économie qu'on peut, dans quelques circonstances, ordonner deux bains par jour.

Ils s'administrent, au reste, dans une foule de cas. Les dispositions organiques qui n'en permettent pas l'emploi sont : une affection vive des centres nerveux, du cerveau et de la moëlle épinière, la pléthore, la tendance à une congestion, le mouvement fébrile et l'inflammation. Les maladies dans lesquelles l'atonie est évidente et les tissus relâchés se trouvent souvent guéries par les bains de mer, ou du moins heureusement amendées. C'est en vain, lorsque la phthisie est avancée, qu'on chercherait ainsi à en arrêter le développement. L'air vif de la mer en accélérera, au lieu d'en retarder la marche. Les personnes faibles et prédisposées à la formation des tubercules peuvent seules en recueillir de précieux avantages; car s'il est bien constant que les eaux de la mer ne jouissent point dans la phthisie d'une vertu curative certaine, elles sont très-propres à amener, à l'état latent, la résolution des tubercules, lorsqu'ils n'ont pas encore déterminé une inflammation désorganisatrice.

Dans l'affection scrofuleuse, les bains de mer

amènent presque toujours une guérison rapide ; mais il faut, comme pour la phthisie, la prendre à ses commencements. Aux caractères que nous avons mentionnés en décrivant le tempérament scrofuleux, à l'épaisseur des lèvres et des ailes du nez, à la tuméfaction des glandes du cou, à l'empâtement des membres, à la blancheur mate de la peau, aux ophthalmies, aux écoulements purulents derrière les oreilles, à la tuméfaction du ventre, au gonflement des doigts, le praticien reconnaît aisément une prédisposition aux scrofules. Dans ces circonstances et dans des cas plus graves, où la carie des côtes, des vertèbres, etc., avait déjà fait de grands progrès, on a vu les plaies s'aviver, la maladie des os se guérir et la cicatrice se former. On a triomphé par le même moyen de tumeurs blanches produites par l'extension de l'affection scrofuleuse, de périostoses et même d'exostoses.

L'usage intérieur de l'eau de mer en seconde parfaitement les applications extérieures. Elle agit comme excitante, comme fondante et comme purgative, et elle contribue à résoudre les engorgements du système lymphatique. On peut l'administrer par cuillerées aux enfants, et par verrées aux adultes. D'ordinaire elle produit un effet purgatif sur ces derniers à la dose d'un kilogramme.

Ces bains doivent être prescrits encore aux jeunes personnes dont la texture organique est molle, la constitution chétive, et dont les organes se développent lentement à l'époque de la puberté. Ils favorisent, en effet, la congestion qui précède l'époque menstruelle et dissipent souvent, avec une promptitude remarquable, les causes qui s'opposent à la manifestation de l'écoulement, qui en est la crise salutaire. Leur action spécifique est également précieuse dans les relâchements des ligaments de la matrice et dans l'atonie de cet organe, qui se relève sous son influence, et reprend insensiblement sa position normale. Les écoulements leucorrhéiques se tarissent, et une femme stérile trouve quelquefois la fécondité. Ajoutons que les injections dans les organes utérins ne présentent pas les mêmes avantages, puisqu'on est souvent obligé de les suspendre, à cause de l'irritation qu'ils y introduisent. C'est donc encore en modifiant le système tégumentaire que l'air et l'eau de la mer exercent leur principale action, soit qu'on les considère comme modificateurs hygiéniques, ou qu'ils soient employés comme moyens thérapeutiques.

Mentionnons encore dans le nombre des maladies qui peuvent leur devoir leur guérison : 1º la chlorose, qui se reconnaît à la pâleur de la peau et des lèvres, à la tristesse, à l'inappétence, à la difficulté des digestions, au retard du flux menstruel, aux palpitations et à d'autres signes fort distinctifs, dont la désignation serait superflue. Si les progrès de la faiblesse s'opposent à l'usage des bains entiers, des demi-bains d'eau saline, l'air libre et l'exercice modéré seconderont puissamment les préparations ferrugineuses. 2º Les affections convulsives, hys-

tériques, épileptiques et d'autres maladies nerveuses dans lesquelles l'atonie prédomine sur l'irritation. Dans ce cas, l'eau de la mer pourra être
employée en bains, en affusions, ou en douches.
3° L'hypocondrie, la mélancolie et la manie, contre
lesquelles ces différents modes de traitement ont
également eu des succès. 4° La chorée, ou danse de
Saint-Guy, qui a cédé plusieurs fois à ces moyens
ainsi qu'aux simples affusions d'eau froide recommandées par Dupuytren; enfin, les maladies de la
peau, les éruptions de diverses natures, les dartres,
les ulcères atoniques et scorbutiques, la toux gas-
trique et l'affection de l'estomac qu'accompagne
une supersécrétion acide.

Il est à remarquer toutefois que ces moyens hygiéniques ont été moins efficaces dans l'hémiplégie
que dans la paraplégie, qui donne lieu à des lésions
vésicales; leur vertu est en quelque sorte souveraine dans cet épuisement qu'amènent l'abus des
plaisirs des sens et les excès de l'onanisme; la puissance virile a été retrouvée au sein de l'onde froide
et salée. Des fièvres intermittentes s'y sont dissipées,
et une foule de convalescents, épuisés à la suite de
longues maladies, y ont reconquis leurs forces perdues.

Ces bains salins font disparaître parfois comme
par enchantement des catarrhes opiniâtres, des
toux pituiteuses, des écoulements muqueux du rectum et du vagin, accidents entretenus, chez les jeunes
filles et les femmes qui mènent une vie sédentaire,
par l'inactivité des fonctions de la peau. Il suffit

pour les abolir de réveiller la transpiration. Qui ne voit encore ici la fécondité des principes posés dans la première partie de cet ouvrage ?

Buchan signale une toux rauque, accompagnée d'une sécrétion visqueuse, qui survient fréquemment à la fin de l'été parmi les habitants des grandes villes, et qui cesse ordinairement après un séjour de vingt-quatre heures sur les bords de la mer. M. d'Aumerie, médecin des eaux de Scheveningue, en rapportant cette circonstance, remarque avec sagacité que l'air marin est utile, en outre, à la guérison d'autres maladies chroniques des poumons avec excrétion copieuse de mucosités; son action augmente, selon lui, la salutaire efficacité des bains. Des expériences personnelles lui ont prouvé à quel point le séjour sur le rivage pouvait être précieux aux enfants débiles, souffrant d'affections scrofuleuses; en effet, la seule influence de l'air maritime a rendu bien portante et robuste une petite fille très-chétive, qui, atteinte d'une semblable maladie, avant sa venue à Scheveningue avait été considérée comme incurable.

Nous devons, pour compléter la mention des cas où il importe de recourir à l'usage extérieur et intérieur des eaux alcalines, citer encore avec Russel toutes les obstructions récentes des glandes intestinales, de celles du cou, des poumons et des autres viscères; les tumeurs naissantes des articulations, si elles ne sont ni ulcérées, ni squirrheuses, ni cancéreuses, et ne proviennent point de la carie des os; les fluxions des glandes des paupières; les maladies de l'intérieur des narines avec épaississement de la lèvre supérieure; les embarras des reins sans inflammation, alors qu'ils ne contiennent pas de calculs trop volumineux; les obstructions récentes du foie; la lèpre sèche et humide, la gonorrhée, l'ictère et les affections cutanées.

S'il résulte des faits contenus dans ce chapitre que les bains de mer offrent à l'hygiène et à la thérapeutique de puissants secours, ces faits indiquent aussi les améliorations précieuses que, dans une haute pensée d'humanité, il serait facile de réaliser peut-être. Il nous semble d'abord qu'on pourrait fonder sur plusieurs plages maritimes salubres des établissements hygiéniques où seraient traités les scrofuleux, les personnes atteintes de maladies cutanées, les enfants prédisposés au rachitisme et à la phthisie. Ils trouveraient sur le littoral élevé de la mer, grâce aux bains d'eau, d'air et de lumière, aux promenades sur les dunes où ils recevraient les effluves de l'air marin, aux courses dans les champs et les bois qu'ils auraient soin de parcourir à pied ou sur un poney, tous les éléments de guérison réunis.

Mais il ne suffit point de se préoccuper de ceux qui, favorisés par la fortune, peuvent aisément se transporter dans les contrées où ils espèrent raffermir leur santé et prolonger leur existence. Il faut songer surtout à ces pauvres ouvriers, parias de nos sociétés modernes, qui meurent prématurément dans les hôpitaux, après avoir exercé une partie de leur vie des professions insalubres. Bien portants, ils ont respiré dans leurs ateliers un air vicié et destructeur ; malades, ils sont exposés à un air non moins délétère dans les asiles que leur ouvre la charité. Ils manquent de trois choses essentielles à toute guérison : l'air libre et pur, la lumière directe du soleil, l'exercice. Ne serait-ce point remplir un grand devoir que de créer pour les pauvres, comme nous le demandions tout à l'heure pour les riches, des établissements hygiéniques sur les bords de la mer, où seraient reçus les artisans affectés de scrofules, de tumeurs blanches, de carie, d'affections cutanées et autres, contre lesquelles les hôpitaux n'ont que des remèdes si restreints dans leurs applications, si lents dans leurs effets ? Que d'enfants condamnés à une existence misérable cesseraient ainsi d'être un fardeau pesant, une cause de douleur pour leurs familles et pour eux-mêmes ! Que d'hommes qui languissent pendant de longues années, à la charge de l'administration de l'État, de la société tout entière, seraient rendus à leurs travaux ! Les chemins de fer aideraient à l'accomplissement d'une telle idée, en transportant avec célérité et sans secousse les convalescents et les prédisposés dans ces *succursales maritimes* qu'on établirait à Dieppe, au Havre, à Trouville, dans les localités les plus propices.

En effet, pourquoi les faveurs qu'on accorde aux militaires malades, envoyés à grands frais au pied des Pyrénées, seraient-elles refusées aux ouvriers invalides, qui peuvent, après un court trajet, être transportés dans des lieux où ils obtiendraient une prompte guérison sans les secours de la pharmacie? On l'a dit, il est des économies ruineuses et de fructueuses dépenses. Les sacrifices que la fondation des succursales maritimes imposerait à l'administration des hospices auraient, si je ne m'abuse, un immense résultat pour le bonheur des classes pauvres, et ne seraient point entièrement stériles sous le rapport financier. Aujourd'hui que le principe d'antagonisme qui poussait les nations les unes contre les autres semble éteint, que la guerre a cessé ses ravages, que le bien-être des peuples est devenu le principal but des gouvernements, qui peuvent enfin employer pour les soulager les moyens dont ils usaient pour les défendre, nous recommandons, certain d'être entendu, cette importante réforme hygiénique à l'attention des souverains.

CHAPITRE XV.

Des eaux minérales.

L'efficacité de ces eaux est connue dès la plus haute antiquité : Hérodote parle des Thermes de la Thessalie, qui ont donné leur nom aux Thermopiles, montagnes célèbres, où Hercule avait un temple : il était naturel, en effet, que l'on consacrât au dieu de la force des eaux qui avaient la propriété de rendre la vigueur aux corps épuisés.

Mais si l'hygiène peut, à juste titre, comprendre les eaux minérales parmi ses moyens préservatifs et curatifs les plus puissants, trop souvent la médecine n'a recours à leur action que lorsque le mal est incurable. Les malades n'ont plus de chances de guérison; la science commune est impuissante; les médecins ont usé de toutes leurs ressources; alors ils conseillent l'emploi des eaux. C'est, dit Stahl, la justification de leur ignorance; car si ce mode de traitement demeure stérile, ils ont le droit de supposer que la maladie était réellement inguérissable. Grave erreur, ignorance funeste! Un grand nombre d'affections, susceptibles de modifications salutaires, sont aggravées par l'usage intempestif des eaux minérales, et il est impossible d'être entièrement de l'avis de Bordeu, qui regarde comme sans remède toute maladie que ces eaux n'ont point guérie. Cette maxime, généralement vraie, offre une foule d'exceptions.

Il est de toute évidence que si l'on appliquait les eaux minérales au début des affections chroniques, ou plutôt en leur temps d'incubation, on obtiendrait des guérisons qui deviennent irréalisables quand tous les moyens ordinaires de l'art ont été tentés sans succès. Qu'espérer de ces eaux, lorsque la phthisie pulmonaire est arrivée à sa troisième période? Mais si, au lieu de lutter contre la mort, on s'adressait à la vie qui n'est que menacée, non irrévocablement perdue; si quand la prédisposition à la consomption pulmonaire apparaît, on ordonnait les bains de mer, puis de préférence, quand la formation des tubercules est imminente, les eaux thermales, on n'attribuerait plus alors à ces eaux une action imaginaire, mais des vertus précieuses, réelles, indéniables.

Quoi qu'il en soit, les plus justement recommandées contre la phthisie sont celles de Bonnes, village situé dans les Basses-Pyrénées, à sept lieues de Pau, du Mont-Dor, de Cauterets, d'Ems, près de Coblentz, d'Ax, non loin de Tarascon, et d'Aix en Savoie, car elles peuvent non-seulement prévenir, mais combattre les affections tuberculeuses.

D'autres sources pourraient sans doute produire aussi d'heureux effets dans leur traitement préservatif, comme devenir éminemment dangereuses lorsque la consomption est déclarée; mais on ne possède encore à leur égard que de vagues données, et l'on doit, faute de renseignements positifs, se contenter des résultats les plus manifestes de l'expérience.

Les sources les plus actives, Cauterets, Aix, Luchon, Bagnères de Bigorre, seront choisies par les personnes robustes, ayant de l'embonpoint et qui n'éprouvent encore que des prédispositions; les moins actives, Bonnes, Ems, Aix et le Mont-Dor obtiendront la préférence, lorsque les malades seront maigres, affaiblis déjà, affectés d'une phthisie au premier et même au second degré. Ces distinctions sont d'une haute importance dans la pratique. « Il faut, dit M. Isidore Bourdon dans son intéressant ouvrage sur les eaux minérales, citer la phthisie pulmonaire au rang des maux qui réclament impérieusement l'usage des Eaux-Bonnes; mais il ne faut pas trop ajourner ce voyage lorsqu'on est menacé de devenir poitrinaire. Pour peu qu'on éprouve de petites douleurs dans la poitrine, qu'on soit un peu haletant, un peu maigre, particulièrement si l'on est souvent enrhumé, si de légers rhumes durent longtemps; si quelquefois on a rejeté un peu de sang, si la voix est faible, la toux fréquente, la gorge douloureuse; si la glotte est sujette à s'irriter, si l'on rend le matin de petits flocons grisâtres ou de petites boules ressemblant à de la pomme de terre cuite; si l'on voit, parmi l'expectoration, comme des grains de riz crevés, vite alors il faut courir à Bonnes par un beau temps et un doux équipage. »

Lorsqu'il y a maigreur, faiblesse et une grande excitabilité, l'action particulière de ces eaux est propice pour les maladies chroniques; elle remédie aux pâles couleurs, à certains engorgements d'entrailles, aux gastralgies, surtout aux catarrhes pulmonaires et aux phthisies laryngées. On les conseille aussi (en boisson presque exclusivement) dans les affections scrofuleuses et les difformités de la taille. Toutefois les eaux de Cauterets ont des résultats hygiéniques plus rapides et plus complets pour les malades dont la constitution est assez forte encore pour les supporter. Mais pour les eaux minérales comme pour les bains de mer, il est des auxiliaires puissants, indispensables; ce sont les courses dans les montagnes, les promenades fréquentes, un air pur et le soleil du Midi. Les mêmes observations se reproduisent dans l'emploi de l'eau, quelle que soit sa nature.

La France n'est pas le seul pays en Europe qui offre, sous ce rapport, à la médecine d'efficaces secours. L'Allemagne et l'Italie ont des eaux dont la célébrité se fonde sur des cures éclatantes et nombreuses. Qui ne connaît les vertus des sources d'Aix-la-Chapelle, de Carlsbad, de Tœplitz, de Bade, de Viesbaden, d'Aix en Savoie? Celles d'Acqui, à dix lieues de Gênes, vantées par le docteur Bertini, ont été reconnues comme souveraines dans les maladies chroniques de la tête, la somnolence, la distorsion de la bouche, le tremblement, les vertiges, la paralysie des extrémités, l'asthme spasmodique, en un mot, dans toutes les névroses sans pléthore générale, et même dans la phthisie si elle n'est pas accompagnée d'une trop grande émaciation. Les affections lentes des organes de l'abdomen, la débilité de l'estomac, les obstructions du foie et de la rate, les coliques flatulentes, la néphrite, les flux muqueux, l'arthrite, le lombago, la sciatique, la carie des os, les ulcères fongueux, fistuleux, dépendant des vices scrofuleux et scorbutique, et plus spécialement la lèpre, l'éléphantiasis et les maladies dartreuses doivent aux eaux d'Acqui, ou une entière guérison, ou une amélioration très-sensible. Au reste, nos eaux thermales ne leur sont point inférieures, comme le prouvent les programmes des médecins français.

On ne doit point dissimuler d'ailleurs que leur application exige beaucoup de savoir, de discernement et de prudence. Il faut prendre en considération l'âge, le sexe, le tempérament, l'état des forces, les périodes plus ou moins avancées des maladies, les complications qu'elles présentent, si l'on ne veut rencontrer des mécomptes et essuyer des revers.

L'action excitante des eaux minérales se manifeste dans toutes les fonctions; grâce à elles, l'économie est vivifiée, les sécrétions se rétablissent; la terminaison des maladies est annoncée par des évacuations critiques; par la diarrhée, des urines copieuses, des sueurs abondantes et des éruptions cutanées de diverses formes. Tout semble indiquer encore que c'est vers le système tégumentaire que se portent, dans la généralité des cas, les efforts de la nature. La vie active, aimable et riante, qu'on mène aux eaux, entre, comme nous l'avons dit déjà, pour beaucoup dans la rapidité des guérisons; et l'on conçoit aisément quels doivent en être les avantages pour les jeunes filles qui ont eu trop longtemps une existence intellectuelle dans leurs pensionnats, pour les jeunes gens dont les études opiniâtres ont affaibli la constitution, pour les femmes qui ne sortent qu'en voiture, et pour les hommes renfermés une partie de l'année dans leur cabinet.

Quels que soient cependant les bienfaits des eaux minérales pour la santé, il y a de nombreuses lacunes à remplir touchant leur action hygiénique ou préservatrice. Quant à leur action médicale ou curative, la question est encore trop obscure, les

documents trop restreints, les observations recueillies trop incomplètes, pour que le médecin éloigné
des sources puisse, dans son ignorance, en prescrire l'emploi avec à-propos et succès. Un fait cité
par M. I. Bourdon en fournit suffisamment la
preuve : « En 1833, dit-il, le doyen de l'école de
médecine de Paris, fort affaibli par ses études et
ses travaux, consulta les plus célèbres praticiens de
la capitale. Plusieurs opinèrent pour les eaux minérales, et le plus grand nombre de ceux-ci pour
Cauterets. Un des consultants les plus écoutés, parmi
les différentes sources de cette localité, donna la
préférence au Maouhourat, ajoutant qu'il fallait
non y *boire* mais s'y *baigner*. Lors donc que le savant malade fut arrivé à Cauterets, il s'empressa de
s'informer de la source du Maouhourat et de la
visiter. Il chercha des yeux l'établissement de bains...
Pas d'établissement! Il demanda à se baigner; on se
mit à rire. Il aperçut enfin, après avoir gravi la
montagne, un mince filet d'eau sortant d'une fente
de rocher et s'allant perdre dans le gave voisin, là
fort bruyant. On lui dit que c'était le Maouhourat.
Il se demanda alors avec surprise comment l'illustre collègue avait pu lui conseiller de s'aller baigner, deux cents lieues loin de Paris, juste à la source
la moins propice et la moins accessible de la terre. »

Un traité à la fois hygiénique et médical est donc
indispensable, on le voit, pour diriger les praticiens
qui n'ont sous ce rapport que des notions vagues
et incertaines. Ce code devrait être composé, avec
le concours des inspecteurs des eaux minérales, par

un médecin étranger à des intérêts de localité, et qui ne pût plaider *pro domo sua*. En outre, pour que cette statistique comparée fût établie dans les conditions d'exactitude nécessaires, il faudrait que ces inspecteurs reçussent de l'autorité l'ordre d'ouvrir un registre où seraient décrits avec soin :

1° Les signes précurseurs des maladies et la date de leur invasion;

2° Les symptômes graves qui les ont caractérisées, les anomalies qu'elles ont présentées par suite des divers traitements employés pour les combattre;

3° Les changements qui se sont manifestés pendant la saison des bains;

4° L'état des malades et des convalescents après cette saison ;

5° Leur nom, leur âge, leur tempérament, leurs professions et leurs habitudes sociales.

De bons esprits ont déjà compris l'importance de tels travaux et la nécessité d'en accroître le nombre par une attention méritée, de justes encouragements. « Il est, dit Alibert, une multitude de maladies qui pourraient être combattues aussitôt après le développement des premiers symptômes, et l'on perd le fruit que l'on pourrait retirer de l'emploi des eaux minérales, en ne les mettant en usage qu'après avoir épuisé les malades par d'autres remèdes, et quand l'affection est profondément invétérée. » Ce médecin célèbre ajoute que c'est en négligeant de tracer avec fidélité l'histoire des maladies depuis leur origine, et d'en observer la marche avec méthode, que l'on a introduit dans l'administration des eaux minérales une foule d'erreurs qui en diminuent l'efficacité, quand elles ne la rendent pas pernicieuse. Il ne suffit point, en effet, que ceux chargés journellement de les prescrire connaissent les cas où leur emploi est favorable ou dangereux ; mais il convient que tous les médecins, de près ou de loin, possèdent sur cette question des connaissances assez positives pour donner des conseils judicieux et sûrs aux personnes qui les consultent.

CHAPITRE XVI.

De l'emploi de l'eau à l'extérieur et à l'intérieur.

Les cérémonies des anciens ont consacré d'utiles préceptes hygiéniques, que l'homme privé des lumières de la raison, et souvent conduit par la paresse, aurait négligés s'ils n'eussent été sanctifiés par la foi. Moïse a recommandé au peuple d'Israël de fréquentes ablutions, et Mahomet, à son exemple, les a prescrites chaque jour avant la prière. En effet, de tout temps, la lèpre, l'éléphantiasis, la peste, une foule de fièvres graves ont, par suite de la contagion et d'une incurable malpropreté, décimé les populations orientales. C'est pour les préserver autant que possible de ces fléaux que leurs législateurs ont divinisé les ablutions, et fait d'une règle de l'hygiène une obligation religieuse.

Les moindres souillures de la peau, le contact d'un cadavre, l'attouchement d'un pestiféré ou d'un lépreux, exigeaient des purifications, également ordonnées après les évacuations périodiques des femmes et l'accomplissement des plaisirs conjugaux.

Ce que la religion a imposé comme un devoir, la civilisation l'a prescrit comme une nécessité. Des thermes et des gymnases, que la barbarie devait détruire, s'élevèrent à Athènes et à Rome, et l'on s'étonne encore aujourd'hui de la grandeur de ces établissements, en contemplant la majesté de leurs ruines. Sainte-Marie-des-Anges, l'un des plus beaux temples de la chrétienté, n'est qu'une salle des thermes de Dioclétien. L'Égypte et la Grèce, qui ont été tour à tour les plus radieux flambeaux de l'intelligence humaine, offrent la même magnificence aux regards des voyageurs qui vont étudier les mœurs et les habitudes hygiéniques des peuples les plus illustres, dans les débris de l'antiquité.

Au moyen âge, les populations qui avaient été soumises à la domination romaine gardèrent longtemps le souvenir de leurs coutumes. Tous les samedis, des hommes parcouraient les rues, annonçant au son des cymbales que l'heure du bain était arrivée. Alors les artisans, après s'être rassemblés, se rendaient en corps dans les établissements publics, où ils se délassaient dans le bain de leurs fatigues et y puisaient des forces nouvelles. On doit regretter que de semblables institutions aient été détruites par l'ignorance et la barbarie.

Il est facile de comprendre que le besoin et l'utilité des lotions, des ablutions et des bains, se font plus vivement sentir dans les pays chauds que dans les climats froids et humides, en été qu'en hiver. Les lotions doivent être employées surtout quand le froid et l'humidité prédominent; les bains, pendant le règne de la chaleur et de la sécheresse. En Hollande, ils sont rarement mis en usage. Durant le voyage scientifique que je fis en 1840, je n'ai trouvé qu'une maison de bains au sein d'une ville aussi populeuse qu'Amsterdam! Et cela se conçoit, car dans ce climat, où l'humidité est permanente, là peau amollie par les bains tièdes éprouve plus sensiblement encore l'impression de la température. Cependant, comme il est des soins de propreté indispensables, dont aucune considération ne peut exempter, les bains doivent, dans ce pays, être remplacés par des lotions froides ou à peine tièdes, faites chaque jour sur les différentes parties du corps; elles auront pour résultat de diminuer la fréquence de la teigne et des autres affections cutanées, si communes en Hollande et dans tous les lieux où ce genre de soins est négligé.

Dans ces derniers temps, l'usage de l'eau à l'intérieur et à l'extérieur a été employé non sans succès par un paysan ingénieux de la Silésie autrichienne, appelé Priessnitz : les cures inattendues qui ont couronné ses efforts ont, à juste titre, fixé sur lui l'attention du monde savant. Sa méthode, du reste, n'est pas nouvelle; elle rappelle des applications tombées en désuétude, malgré leur efficacité dans une foule de maladies chirurgicales et d'affections internes. Il suffira d'un court exposé des effets généraux que produisait cette méthode pour prouver qu'il y a trop souvent une dangereuse inconséquence et une déplorable aberration à préférer aux moyens simples qu'indique la nature, des remèdes composés qui abusent le public, mais ne le guérissent pas.

Les lotions d'eau froide ont, dans les affections externes, été employées avec un incontestable avantage contre les hémorrhagies, les brûlures, les entorses, les ulcères atoniques, les irritations cutanées superficielles, les plaies récentes, les fractures, les contusions avec infiltration sanguine, les ecchymoses, les inflammations des organes générateurs, les hernies étranglées, les hémorrhoïdes, les engelures, le relâchement et la paralysie des paupières, la chute du rectum, les écoulements sexuels de la femme, les ophthalmies chroniques avec laxité des vaisseaux, etc. On n'ignore pas l'influence des frictions neigeuses sur les membres saisis par un froid rigoureux; c'est ainsi que les Russes, les Lapons, les Finlandais, trouvent le plus souvent la guérison du mal dans sa cause même.

Des irrigations continues ont réussi en bien des circonstances à arrêter le développement de l'inflammation dans les fractures compliquées. Le même moyen, auquel on a ajouté des demi-bains froids, a aussi, dans bien des cas, triomphé des

irritations cancéreuses de la matrice, ainsi que le
constatent les tentatives heureuses de M. le docteur
Treille. Lombard, chirurgien en chef de l'hôpital
militaire de Strasbourg, rappelant des préceptes
oubliés, a montré par l'évidence des faits quelle
action salutaire peut avoir l'eau froide sur la résolution des affections externes.

Remarquons cependant que l'eau tiède ou à peine
dégourdie doit, dans ces maladies, être employée
préférablement à l'eau froide, toutes les fois que les
tissus sont atteints d'une tension et d'une inflammation considérables, que les bords des ulcères
sont durs et calleux; enfin, dans les plaies d'armes
à feu, qui ne peuvent manquer de se terminer par
suppuration.

Longtemps on crut les eaux vulnéraires, les liqueurs spiritueuses, efficaces contre ce genre de
blessures. On consommait aux armées une quantité
énorme d'alcool camphré. Il fallut bien des efforts
pour chasser cette funeste erreur de la thérapeutique. Percy et Lombard furent les premiers qui la
signalèrent. Les cures remarquables d'un meu-
nier alsacien, qui guérissait ces blessures avec de
l'eau et à l'aide de paroles mystiques (baume moral
qui n'est pas toujours sans puissance), ne permi-
rent plus à ces deux chirurgiens habiles de mettre
en doute la supériorité de la méthode aqueuse ou
hydrique sur la méthode échauffante. Combien de
fois les eaux de la Moselle, du Rhin, du Danube, du
Lech, de l'Elbe, de la Vistule, de l'Ebre et du Tage,

n'ont-elles pas seules fait les frais des pansements de nos soldats blessés !

Dans les maladies internes, l'application de l'eau froide à l'extérieur n'a pas obtenu de moins heureux résultats. Hippocrate l'opposait aux douleurs de la goutte et aux inflammations articulaires; Celse la prescrivait en ablutions dans un bain chaud, contre plusieurs affections cérébrales; en boisson, pendant l'ardeur de la fièvre, et pour fortifier les estomacs débiles; Arétée l'employait également en boisson contre le choléra, et en effusion sur la tête dans le traitement de la frénésie. Galien, dont les connaissances étaient si vastes, l'esprit si judicieux, et dont les doctrines médicales ont en quelque sorte dominé le moyen âge, se servait de l'eau froide à l'intérieur et à l'extérieur : il connaissait l'action de cet agent sur nos organes, et l'administrait dans le *causus*, les fièvres continues et les inflammations gastriques, soit comme dissolvant, soit comme réfrigérant. Alexandre de Trallès et Aétius partagèrent les mêmes vues et suivirent la même méthode, non sans indiquer toutefois les cas où elle cesse d'être utile, et les modificateurs qui devaient en seconder les effets. Paul d'Egine, tout en en limitant à son tour l'usage à certaines affections spéciales, conseilla les bains froids et recommanda l'eau pour boisson, à l'exemple de ses prédécesseurs.

Les médecins arabes n'ont point été inspirés par leurs prophètes. Ils ont dédaigné l'emploi de l'eau dans les maladies, et, comme les empiriques peu éclairés de tous les pays, de tous les siècles, de toutes les écoles, ils ont préféré à un moyen simple et facile ces formules composées, ressources mystérieuses, dont l'ignorance et le charlatanisme se servent également pour obtenir la confiance d'un public crédule.

A l'exemple de Galien, Mercuriali préconisa l'emploi de l'eau froide ; mais il trouva peu d'imitateurs à une époque où les croyances vulgaires agissaient à la fois sur l'esprit des praticiens et des malades. Cependant, Herman Vander Heyden, exagérant les avantages attachés à ce procédé, prétendit le convertir en une véritable panacée, détrôner toute la thérapeutique à son profit. C'est surtout dans la congélation des membres, la manie, la migraine, la constipation, la dyssenterie, qu'il en déclara l'application souveraine. S'il faut l'en croire, il aurait également guéri trois cent soixante dyssentériques par l'eau froide dans le cours d'une épidémie.

Quant à moi, je dois à la vérité d'ajouter qu'une maladie du même genre ayant régné en Belgique en 1840, parmi les soldats de la garnison de Gand, et M. le docteur Colson, médecin en chef de l'hôpital militaire, ayant bien voulu, à ma sollicitation, soumettre un certain nombre de ses malades au traitement hydrique ou hydrothérapique, conseillé dans ce cas par Priessnitz, cette tentative échoua complétement, malgré les soins les mieux entendus et la prudence la plus scrupuleuse.

Ceci montre combien sont encore incertains

les effets tant vantés de la méthode de l'empirique de Graëffenberg. Elle doit nécessairement échouer dans une foule de cas, qui n'ont pu encore se présenter à son observation et à celle de ses adeptes. On aurait d'ailleurs tort d'admettre que les insuccès dont cette méthode a été souvent frappée, puissent être dus à la différence des conditions climatériques, car elle a été usitée avec quelque avantage en Angleterre, en Allemagne, en Italie et en France, par des hommes d'un talent très-éminent, des observateurs d'une haute distinction. Il suffira de nommer Floyer, Wright, Gregory et Currie, Frédéric Hoffmann, Hahn, Moneta, Huffland, Cyrillo, Vallisneri, Giannini, Hecquet, Geoffroy, Pomme, Tissot, Grimaud, et enfin Portal, qui a recommandé les affusions d'eau froide dans les asphyxies par le charbon.

Quoi qu'il en soit, les cures nombreuses obtenues par ces praticiens illustres n'ont pu préserver la méthode hydrothérapique de l'oubli : on l'a avec enthousiasme employée dans presque toutes les maladies, elle a été abandonnée avec éclat pour d'autres méthodes qui ont eu le même sort. Telle est, comme nous l'avons démontré, la destinée des sciences qui ne reposent point sur de véritables principes ; on accumule les observations, on rapproche et l'on unit des faits dissemblables, on se laisse séduire par des analogies trompeuses, jusqu'à ce que l'expérience, cette pierre de touche de tous les systèmes, vienne renverser ce fragile échafaudage.

Parmi les auteurs qui ont tracé des règles propres à guider le praticien, on doit surtout distinguer Currie. Ce médecin fit connaître les avantages des affusions d'eau froide salée dans différents cas de fièvre maligne contagieuse. Un régiment d'infanterie, en garnison à Liverpool, en 1792, fut exposé aux ravages de cette fièvre. Currie commença par faire nettoyer et aérer les chambres, qui étaient sales et nauséabondes ; il fit ensuite arroser avec de l'eau froide et salée tous les malades dont la débilité n'était pas extrême et dont la chaleur se soutenait à son degré naturel. Ceux qui ressentaient un affaiblissement profond furent fréquemment lavés au moyen d'une éponge imbibée de vinaigre tiède.

On chercha ensuite, mais inutilement, à arrêter les progrès de la contagion, en purifiant le corps de garde par des lavages réitérés, en y établissant des courants d'air, en brisant ou en jetant à la mer tous les meubles qu'on supposait infectés. La contagion faisant de nouveaux progrès, on ferma le corps de garde, et on le remplaça par un hangard temporaire. Cette précaution fut insuffisante ; les malades augmentèrent. Alors on fit rassembler le régiment, et chaque homme fut examiné avec une grande attention par Currie qui avait provoqué cette mesure. Dix-sept d'entre eux, affectés des premiers symptômes, furent soigneusement séparés de ceux qui se portaient bien. Il n'était pas d'ailleurs difficile de les distinguer de ces derniers, à leur face pâle, à leur abattement, à la couleur rouge et terne de leurs yeux. Quinze de ces malades, soumis sur-le-champ aux aspersions d'eau froide répétées une ou deux fois chaque jour, recouvrèrent leur santé, et à l'instant même, chez les deux autres, la fièvre suivit régulièrement son cours. Le régiment, d'après les conseils de Currie, fut réuni militairement toutes les vingt-quatre heures, et conduit sur les bords de la mer pour y prendre un bain. Dès ce moment, la contagion fut complètement arrêtée, et aucun soldat n'en fut plus atteint. L'eau dont on se servait pour ces affusions provenait de la mer, et avait une température de 11 à 12° Réaumur.

Pleine de prévoyance et de sagacité, la conduite du médecin anglais, en ces circonstances, doit servir de modèle aux médecins militaires, à ceux des hôpitaux et des prisons, ainsi qu'à tous les praticiens qui traitent les ouvriers ou les pauvres dans de grands établissements publics. Ces règles ne sauraient tomber en désuétude, pouvant être appliquées dans d'autres maladies qui sévissent épidémiquement, qu'elles soient ou non contagieuses, notamment contre la fièvre jaune et les diverses variétés de la fièvre typhoïde.

Combien n'est-il point à regretter que dans notre glorieuse campagne d'Égypte on n'ait point tenté, au début de la peste, des affusions d'eau salée, ou même de celle du Nil! Tout porte à croire qu'elles auraient eu beaucoup d'efficacité, car Desgenettes a rappelé, dans l'*Histoire médicale de l'armée d'Orient*, la cure merveilleuse d'un artilleur qui, atteint de deux bubons et d'un charbon pestilentiel, entraîné par le délire, se précipita dans le fleuve, y resta une demi-heure, et fut guéri presque immédiatement après cette immersion! Un semblable fait était de nature, ce nous semble, à fixer toute l'attention du médecin en chef de l'armée d'Égypte. Il aurait dû se rappeler les succès éclatants obtenus en 1771, au moyen de la glace employée en frictions dans la peste de Moscou, d'après les conseils de Samoïlovitz. Malheureusement, l'ouvrage de Desgenettes prouve, selon l'expression d'un homme de génie [1], que sa tête était vierge de toute idée médicale, et qu'il était privé de cette inspiration soudaine, commune aux grands médecins, comme aux grands généraux, comme aux grands poëtes.

Malgré les guérisons que réalisa l'excellente méthode de Currie, et la favorable impression produite sur le monde médical par le livre *ad hoc* qu'il publia, l'usage de l'eau finit par être abandonné en Angleterre et en Écosse. Peut-être avait-il imprudemment cherché à appliquer ce traitement à des maladies qui n'en réclamaient pas l'emploi, notamment à la scarlatine, à la rougeole et à la petite-vérole. A la vérité, il administrait l'eau à diverses températures. Mais quelles règles peut-on suivre dans de telles circonstances? Il eût fallu les préciser; ce qu'il ne fit pas, s'enthousiasmant outre mesure pour sa méthode, et oubliant que son extension abusive, jointe aux idées contraires répan-

---

[1] Cette phrase critique fut appliquée par Broussais à M. Louis.

dues dans la société, devait en amener tôt ou tard la chute. D'ailleurs, une grande divergence d'opinions n'a cessé de régner dans l'appréciation et l'emploi de la méthode hydrothérapique. En effet, un grand nombre de médecins, à l'exemple de Giannini, ont donné une préférence exclusive aux immersions, et ont repoussé les affusions auxquelles Wright et Currie attribuaient tant d'efficacité, les fomentations recommandées par Hahn, les lotions vantées par Braudeth et par Gregory, le régime aqueux de Cyrillo, et les frictions glaciales de Samoïlovitz.

Mais si, en médecine, cette méthode est restée indécise dans ses applications, elle présente, sous le point de vue hygiénique, d'incontestables certitudes. Nul doute que les lotions froides, plus rarement tièdes, répétées chaque jour, ne soient un moyen précieux d'entretenir les fonctions de la peau et de préserver l'homme, depuis l'âge le plus tendre jusqu'à la vieillesse la plus avancée, d'une foule d'indispositions et de maladies. Toutefois, on ne doit jamais oublier que la *réaction*, ce mouvement expansif qui s'opère à la peau après les lotions, les affusions et les immersions réfrigérantes, n'a pas lieu avec la même intensité chez tous les individus et à toutes les époques de la vie. Ce mouvement est lent et faible pour les personnes privées d'énergie, pour les vieillards, et même pour quelques hommes robustes. Il importe, dans ce cas, que l'application de l'eau froide n'ait qu'une courte durée, que toutes les parties du corps soient ensuite essuyées avec soin et frictionnées avec des linges secs, que la peau, si elle est par trop inactive, soit excitée à l'aide de gants de flanelle ou de crin, afin d'y exercer une révulsion profonde.

Cette méthode convient essentiellement aux premières périodes de l'existence. On se bornera alors à frictionner le corps avec une éponge imbibée d'eau tiède, et, suivant le conseil judicieux de Jean-Jacques, la température de l'eau diminuera en raison de l'âge et de la force des enfants. On pourra, dès qu'ils y seront habitués, faire ces lotions à 16 ou 17° centigrades. « Les enfants qui sont élevés au chaud, dit Tissot, sont souvent enrhumés, pâles, languissants, bouffis, tristes, tombent dans la consomption, meurent dans l'enfance ou vivent misérables. »

A une époque plus avancée, ces lotions pourront être employées avec une serviette mouillée et fortement tordue; on découvrira successivement toutes les parties avec précaution; on les frottera de manière à les échauffer et à y appeler le sang. A deux ou trois reprises, on trempera le linge dans l'eau froide, et on soumettra le corps de la même façon à des frictions nouvelles. L'opération finie, on l'essuiera sans retard et on le couvrira suffisamment. Ces dispositions sont particulièrement indispensables pendant la mauvaise saison, et quand la santé est altérée par suite de l'inactivité des fonctions cutanées.

Des bains. A l'article natation, nous avons étu-

dié, d'une manière générale, l'action de l'eau froide
sur l'économie quand le corps est en mouvement,
et l'on a pu se convaincre de l'utilité de ce moyen
hygiénique. Mais lorsqu'on se plonge dans ce liquide, en demeurant immobile, il agit plus profondément encore sur nos organes, dont il tend à
diminuer la température, car le repos est une cause
de refroidissement. Les expériences physiologiques
dont j'ai, dans la première partie de cet ouvrage,
rapporté les principaux résultats, démontrent positivement que dans un bain prolongé, ayant 10,
15 et même 20° centigrades de température, des
mammifères périssent en grand nombre par suite
de la soustraction du calorique dont sont animés
leurs organes. Les oiseaux aquatiques ne peuvent
non plus résister à ces bains : à la vérité, la mort
chez ces derniers a une autre cause non moins active; elle est, ainsi que nous l'avons établi, l'effet
de l'absorption par la peau, de l'eau dans laquelle
tout le corps de l'animal est plongé, de la présence
de ce liquide dans le torrent de la circulation, et
par suite dans les voies aériennes.

Ajoutons que dans ces conjonctures les forces
des mammifères subissent une diminution propor-
tionnée à l'abaissement de leur température propre, puisqu'elle descend fréquemment, au moment
de la mort, de 40 ou 41° centig. jusqu'à 19 et 20°.
Parvenu à cet état de refroidissement et de faiblesse, l'animal peut encore être rendu à la vie,
si on le retire promptement du bain, si on l'essuie
et qu'on l'expose, comme nous l'avons dit, à une

douce chaleur, en exerçant des frictions à la surface de la peau.

Il est donc bien démontré, par ces expériences,
que le bain froid est affaiblissant, et que la soustraction de calorique à laquelle il donne lieu peut
être, sous ce rapport, assimilée aux résultats de la
saignée; ce n'est que consécutivement, et quand
on en restreint la durée, qu'il peut acquérir une
action tout opposée, grâce au phénomène de la
réaction.

Les effets physiologiques et hygiéniques produits
par le bain froid méritent, à bon droit, de fixer
l'attention des médecins.

Il détermine : 1° le resserrement du tissu de la
peau; 2° le ralentissement de la circulation capillaire à la périphérie; 3° la diminution de la température; 4° l'arrêt plus ou moins complet de la
transpiration.

Mais, par le fait de la réaction, on voit les tissus
s'épanouir et se tuméfier, la circulation devenir
plus active, la chaleur plus considérable, la transpiration plus abondante. Ces phénomènes s'observent aussi dans les crises à la surface cutanée,
et par leur concours ils caractérisent celles de ces
crises qui sont favorables.

Dans cette circonstance, un changement opposé
s'opère nécessairement dans les organes intérieurs,
qui ne sont plus surexcités par l'excès du principe
matériel du mouvement vital, par l'afflux du sang,
ni par les éléments hétérogènes dont l'économie
doit se débarrasser. Il peut arriver, au contraire,

que la transpiration devienne très-abondante, sans que les autres phénomènes de la réaction se présentent. C'est ce qui se remarque dans les dernières périodes de la phthisie, bien que cette affection soit déterminée, comme nous l'avons établi, par la suppression lente de cette évacuation. Dans ce cas, l'altération profonde du tissu du poumon s'oppose à la manifestation d'une crise heureuse, les sueurs deviennent passives ou débilitantes et ne peuvent arrêter les progrès du mal.

Ces observations montrent qu'il ne suffit pas de soustraire du calorique en excès dans l'organisme, par l'eau à une basse température, d'exciter la transpiration cutanée; mais qu'il faut employer tous les moyens de déterminer un mouvement général d'expansion du centre à la circonférence, par l'emploi des révulsifs les plus puissants. On va pouvoir juger d'ailleurs de la fécondité de ces principes et de l'importance du phénomène de la réaction vers la peau dans l'emploi des bains à diverses températures.

Nous devons établir d'abord, en ce qui concerne les bains froids (de 6 à 12° centig.), qu'ils agissent différemment sur les personnes qui en font usage, selon le tempérament, l'âge, et même suivant certaines conditions organiques qui ne dépendent ni de la force, ni de la faiblesse. Pour beaucoup d'entre elles, ils ne produisent que des réactions insignifiantes, lentes, imparfaites. Les parties plongées dans le bain restent longtemps froides, et la chaleur ne se manifeste avec quelque intensité que lorsque la peau a été animée par des frictions, l'exercice et des vêtements chauds. Or, en ce cas, on aurait tort d'attribuer au bain froid, ce me semble, des effets qui appartiennent aux derniers modificateurs.

Atteint d'un léger gonflement, parfois douloureux, à l'articulation de l'orteil gauche, où la goutte se montre si souvent, je voulus connaître l'influence de l'eau froide sur cette affection que j'avais augmentée par des sorties inopportunes. Dans une chambre ayant 17° de température, je pris à quinze jours d'intervalle, durant les chaleurs de l'été, des bains de pied frais (17°) d'un quart d'heure de durée, et en même temps je me lavai tout le corps avec une éponge trempée dans l'eau de ce bain. J'essuyai ensuite avec soin toutes les parties mouillées. Deux de ces expériences produisirent du gonflement et un accroissement sensible de la souffrance. Les pieds, pendant un long intervalle, conservèrent leur impression froide. Une troisième tentative amena, sinon les mêmes effets, du moins des résultats analogues. J'éprouvai à la sortie du bain une vive douleur rhumatismale à l'épaule gauche, qui se maintint durant vingt-quatre heures. Enfin, dans un dernier essai, la paupière inférieure de l'œil s'enflamma, et un gros bouton rempli de pus se forma à la jambe droite. Suffisamment édifié par ces expériences, j'eus recours aux bains tièdes, je gardai la chambre, et revins promptement à mon état de santé ordinaire.

Il est donc bien évident que l'on ne saurait,

sous le point de vue de l'hygiène, tracer des règles invariables concernant l'emploi des bains : il est des personnes auxquelles les froids conviennent essentiellement, tandis qu'elles ne peuvent supporter les autres. Mais le contraire arrive le plus souvent, et les constitutions qui, sans être débiles, réagissent avec difficulté contre le froid, ne doivent pas faire usage de bains à basse température, car ils peuvent alors déterminer des congestions funestes. Si, par exception, le médecin les leur prescrit, ce ne sera pas sans les accompagner de frictions énergiques, d'exercices qui rappellent la chaleur à l'extérieur et la transpiration. Telle est la pratique de Priessnitz. Au reste, et malgré ces précautions salutaires, la suppression intempestive de cette évacuation donne très-fréquemment lieu à des furoncles, à des dépôts sous-cutanés considérables, dont la véritable origine a été méconnue par la plupart de ses adeptes.

On conçoit que ces prétendues crises s'opèrent vers la peau, sous l'influence du froid et d'une réaction imparfaite ; il doit aussi survenir, par suite de cette influence, des crises funestes dans les organes internes, et c'est ce qui arrive en effet.

Le livre du docteur Bigel, traducteur de celui de Munde, et l'excellent travail de M. Scoutetten, l'un de nos chirurgiens militaires les plus distingués, m'ont offert des documents intéressants sur l'application de la méthode hydrique ou hydrothérapique.

Dans le procédé de Priessnitz, l'eau est employée

à l'intérieur et à l'extérieur. Elle est donnée froide, en boisson, à la dose de deux à huit litres par jour, ou de dix à quarante verres, en y comprenant celle que l'on consomme aux repas. Les enfants, les vieillards, les lymphatiques, n'en prennent généralement que quatre litres pendant le même intervalle. Dans les maladies aiguës, elle est administrée souvent, mais en petite quantité chaque fois. Cette précaution est surtout nécessaire dans l'inflammation des organes digestifs. Ce serait effectivement les fatiguer et les affaiblir, s'exposer à la diarrhée et à des nausées, que d'en boire plusieurs verres coup sur coup. Il faut que la tolérance s'établisse.

S'il est indispensable de se livrer à l'exercice de la marche pendant la durée de ce régime aqueux, qui rappelle celui de Todano, de Sangez et de Cyrillo, on ne doit pas oublier que lorsque la transpiration est provoquée par une course rapide, l'eau froide, prise en certaine quantité, pourrait devenir très-nuisible; mais elle cesse de l'être et l'on peut en boire impunément, quand la sueur est déterminée par l'élévation de la température extérieure. Durant la promenade, on prend ordinairement un verre d'eau tous les quarts d'heure.

Le même liquide est administré en lavements, en demi-lavements, d'abord à la température de 13 ou 14 degrés centig., puis à six ou huit degrés au-dessous, alors qu'on a pour but d'introduire, afin de rafraîchir le corps, beaucoup d'eau dans l'économie, notamment quand les malades refusent de boire dans les fièvres typhoïdes. Les constipations

opiniâtres peuvent devoir, sans doute, leur guérison au même procédé. Il calme également les irritations des membranes muqueuses nasales, vagi-
nales et vésicales.

Les bains administrés dans l'établissement de
Priessnitz sont généraux ou partiels. On baigne la
moitié du corps, le siége, les bras, les pieds, la
tête; en sortant du lit, le corps couvert de sueur,
on se jette dans l'eau à 6 ou 8 degrés centigrades
et moins encore, si les circonstances le permettent.
Avant de s'y précipiter, selon la coutume, rapidement et la tête la première, on a soin de se
mouiller, si l'on est impressionnable, la face et la
poitrine. On s'habitue facilement à ces immersions,
et l'on voit souvent en hiver, dit le docteur Scoutetten, des personnes se féliciter d'avoir à casser la
glace avant de se lancer dans le bain, dont la durée
dépasse rarement cinq minutes. Il sera moins long,
ajoute le même auteur, si la peau rougit faiblement, si les doigts restent longtemps pâles, les
joues bleues, ou que les mâchoires éprouvent un
claquement convulsif. Il faut s'agiter incessamment dans le bain, se frotter les différentes parties
du corps, surtout celles qui souffrent, s'essuyer
avec promptitude, se vêtir chaudement, marcher
avec vitesse, sans s'exposer à la chaleur non plus
qu'aux courants d'air froid; ne pas boire d'eau
avant que la réaction soit établie sous l'influence
du mouvement. Au début du traitement, la température du bain sera de dix ou douze degrés.

Le demi-bain s'administre à la même température, à six ou huit degrés centigr. Son action a une grande puissance révulsive, particulièrement quand on la favorise au moyen de frictions continuelles faites sur les jambes et les cuisses par la main de deux personnes. Il convient dans les maladies chroniques; et, en y ajoutant des affusions sur la tête, il peut réussir dans la fièvre typhoïde avec excitation cérébrale.

Le demi-bain dure un quart d'heure; cependant en des cas exceptionnels, on le prolonge jusqu'à deux, quatre et sept heures même lorsque les organes respiratoires sont sains et chez les sujets forts qui éprouvent à la tête des accidents de goutte et de rhumatisme. Ces bains produisent, de l'aveu des médecins qui en ont observé les effets, ce qu'ils appellent *des crises*; la peau se couvre d'éruptions, des furoncles et des abcès se forment sous cette membrane. Les mêmes phénomènes surviennent aussi quand on enveloppe soit en totalité, soit partiellement, les malades d'un drap imbibé d'eau froide. M. Champouillon, au rapport de M. Scoutetten, en se félicitant des résultats de ce dernier mode de traitement, ajoute : « Dans les expériences que j'ai faites, j'ai été moins frappé des guérisons obtenues que des phénomènes critiques qui les ont précédées. Lorsque les symptômes avaient perdu toute leur gravité, au moment où les malades entraient en pleine convalescence, j'ai vu apparaître plusieurs fois sur les différentes régions du corps des abcès et des furoncles phlegmoneux avec *mortification du derme* et *du tissu cellulaire sous-cutané.*

Le pus qui s'écoulait avait un aspect boueux, sanguinolent, sans odeur. Ces lésions se remarquaient principalement dans les formes ataxo-adynamiques et catarrhales. Lorsque les abcès se multipliaient, *le malade succombait presque toujours à l'abondance de la suppuration.* » Et M. Champouillon appelle ces graves accidents, ces désorganisations profondes des *crises!* Il n'en cherche point la cause; il ne voit qu'une chose dans ce traitement : la soustraction du calorique, sans tenir aucun compte de la suppression de la transpiration cutanée. C'est ainsi que les effets les plus réels sont méconnus, que les questions les plus fondamentales demeurent obscures et incomprises.

Les bains de siége froids peuvent être assez souvent employés contre la congestion cérébrale, les inflammations des yeux, de la gorge ou du nez. Ils agissent alors comme révulsifs, et la réaction qu'ils produisent favorise l'apparition des règles. Quand ils sont frais (de 14 à 16°), ils peuvent avoir de l'efficacité dans les affections de la vessie, du canal de l'urètre, dans les diarrhées chroniques, dans les flueurs blanches; ils réveillent aussi l'action des organes générateurs. Mais il faut, dans ce dernier cas, que le bain soit très-froid et que le malade n'y reste que pendant huit à dix minutes.

Les bains frais doivent être préférés aux froids pour combattre les inflammations chroniques; leur durée peut aller d'une à trois heures. S'essuyer en sortant de la baignoire, se frotter fortement, puis marcher, s'il est possible, avec vitesse, sont des précautions indispensables. Dans ce traitement, improprement appelé hydrothérapique, on reconnaît à chaque instant la nécessité d'exciter la peau, de rétablir la transpiration, et il est évident que, sans ces stimulations bienfaisantes, sans la triple action de l'exercice, de l'air libre et de la lumière, l'eau froide, loin de donner lieu à des modifications salutaires, aurait, dans une foule de circonstances, de funestes effets sur l'économie.

Les bains de pieds et de jambes froids, mais le plus souvent frais, agissent soit comme révulsifs, soit comme sédatifs, dans l'érysipèle, le phlegmon et les entorses. Leur durée varie d'un quart d'heure à une heure et plus.

Des bains de bras tièdes, et plus rarement des immersions partielles de la tête, sont mis en usage dans les inflammations qui affligent ces deux régions. Des douches formées généralement d'un jet unique, à jets multiples, en nappe, à irrigation continue en pluie, avec de l'eau alternativement froide et chaude; des aspersions, des ablutions, etc., secondent puissamment l'effet des bains, des boissons et du régime frugal de Graëfenberg. Les premières, qui durent au plus dix minutes, sont prescrites, ainsi que les bains, lorsque le travail de la digestion est entièrement terminé, et que, sans être en sueur, le corps est préparé par un exercice convenable. Si le malade est impressionnable, on le frotte avec un linge imbibé d'eau froide, et le jet est ensuite lancé obliquement sur la nuque, le dos, les membres, et enfin dans le voisinage des parties atteintes par l'inflammation. Appliquer la douche sur ces parties ou sur la tête serait exposer les malades à des accidents fâcheux. En revanche, se frictionner pendant et après la douche, s'essuyer soigneusement et se rendre sans intermittence à la promenade, sont encore ici des mesures indispensables.

A Graëfenberg comme ailleurs, la douche à irrigation continue est employée pour prévenir le développement de l'irritation dans les fractures. Un seau d'eau froide suspendu, dans lequel on plonge un siphon recourbé, une toile cirée sur laquelle repose le membre souffrant, et qui conduit dans un autre vase l'eau dont on s'est servi pour l'arroser, tel est l'appareil fort simple journellement usité.

Dans ce pays, consacré au soulagement d'une foule d'affections que la science ordinaire n'a pu guérir, le vent, la pluie, les températures les plus rigoureuses ne ralentissent point l'ardeur des malades. Ils se frayent un chemin à travers la neige et la glace, bravent souvent un froid de six degrés pour aller prendre des douches sous des cascades qu'ils trouvent dans une forêt voisine. Mais n'est-il pas naturel d'augurer que lorsque Priessnitz n'existera plus, cette ferveur s'éteindra avec la foi; que ces cascades perdront leur efficacité, et que l'eau froide de Graëfenberg cessera de produire des guérisons presque miraculeuses?

Toutefois il est un procédé propre à ce célèbre empirique, qui, pouvant être substitué avec avantage, en quelques circonstances, aux bains, aux ablutions, aux fomentations chaudes, mérite d'être généralement connu. Il consiste à provoquer la sueur, soit par la voie sèche, soit par la voie humide. Dans le premier cas, le malade dépouillé de ses vêtements, souvent même de sa chemise, est emmaillotté (c'est la véritable expression) dans une couverture de laine qui monte jusqu'au cou, et qui, sans le serrer, l'entoure exactement. Elle embrasse séparément les bras, les jambes, les cuisses, et se relève sur les pieds. La tête nue, légèrement soulevée, est complétement libre. Quelquefois on a recours à une seconde, et même à une troisième couverture; elles enveloppent les extrémités sans les isoler. S'il existe une affection locale, on applique immédiatement sur la partie souffrante un linge imbibé d'eau froide, et que la laine vient recouvrir.

En cet état, le malade peut demeurer immobile, dormir, ou favoriser la transpiration par des mouvements modérés des bras et des jambes. Le plus souvent, au bout d'une heure, elle se manifeste avec une grande activité sur les parties, sur la poitrine et sur la face qui se colore; les yeux s'injectent; le pouls est fréquent; une fièvre artificielle se développe. La sueur devient tellement abondante, qu'elle traverse la couverture, le matelas, et qu'elle coule même sur le plancher. Sa durée ne saurait être déterminée d'une manière précise : elle ne peut être moindre d'une heure, ni s'étendre au delà de trois ou quatre. Il est des malades qui suent deux fois par jour, à quatre heures du matin et à quatre heures de l'après-midi. Dès qu'on sort du maillot, on se rend au bain, couvert d'un manteau, afin d'éviter un refroidissement; on se précipite ensuite dans l'eau, où l'on reste habituellement deux ou trois minutes.

Lorsque, sous l'influence du maillot, la sueur commence à paraître, on ouvre les fenêtres; on fait boire au malade toutes les demi-heures une verrée d'eau froide, et on lui applique sur la tête des linges mouillés, afin de prévenir l'afflux du sang vers cette partie. Si cet accident, joint au contact pénible de la laine sur la peau, rendait le maillot insupportable, il faudrait recourir alors à l'enveloppement humide.

Dans ce procédé, un drap mouillé, bien tordu par la main de deux hommes, enveloppe le malade jusqu'aux pieds seulement, et la tête est séparée de ce drap par un autre tissu sec; le tout est recouvert par un certain nombre de couvertures. Une heure suffit pour sécher le drap; la sueur se montre, et l'immersion froide termine cette opération. Il faut encore le dire ici, ces immersions doivent être employées avec une grande réserve, et le plus souvent, elles pourraient être remplacées par les frictions au moyen d'un linge imbibé d'eau froide, et ensuite par des frictions sèches propres à favoriser le retour de la chaleur et la circulation du sang à la peau.

L'enveloppement humide exerce une double influence; il enlève le calorique en excès dans l'organisme, et a conséquemment pour effet de rendre du calme aux personnes atteintes de fièvres graves; en second lieu, il provoque la transpiration d'une manière consécutive. Dans le premier cas, il est utile de renouveler ce drap toutes les demi-heures; car la sueur ne saurait se manifester sans exciter une réaction, qui peut devenir dangereuse.

La ceinture abdominale peut être également appliquée avec de remarquables succès dans le traitement des affections chroniques de l'abdomen. Une pièce de linge, longue de deux mètres et demi environ, large d'un mètre, est disposée autour du corps. La moitié de ce linge, mouillée et tordue, se trouve en contact avec la peau; l'autre partie est sèche, et vient recouvrir la première en se déroulant sur elle. On peut remplacer les cataplasmes, en une foule de circonstances, par l'application de linges humides et froids sur les parties malades; mais il faut avoir soin de les renouveler fréquemment, afin de prévenir cette réaction qui produit l'inflammation après l'avoir calmée par la soustraction de la chaleur animale.

Nous venons d'exposer les points principaux de la méthode de Priessnitz. L'avenir jugera en dernier ressort l'empirique de Graëffenberg. La célébrité qui s'est attachée à son nom, la vogue dont jouit son établissement, les cures qu'il a opérées dans des cas rebelles à tous les moyens ordinaires, ne permettent ni l'indifférence ni le dédain à l'égard d'un procédé thérapeutique qui a eu des succès dans le passé, et de nos jours un grand retentissement en Belgique et en Allemagne. Mais s'il serait injuste de le proscrire, il serait plus dangereux encore de l'accepter sans examen, et de ne point attendre, avant de l'introduire décidément dans la science, que l'expérience et le temps en aient bien nettement déterminé les résultats. Moyen préservatif plutôt que curatif, l'eau froide a pour indispensables auxiliaires l'exercice, l'air libre et la lumière. Réduite à elle-même, son cercle est borné, sa mission stérile, ses effets chanceux, souvent funestes. Ceci explique suffisamment pourquoi dans les hôpitaux, où manquent les conditions essentielles d'aération, de lumière et d'exercice, la méthode de Priessnitz n'a guère rencontré que des revers ; c'est pourquoi elle a été, non sans raison, exclue de l'hôpital Saint-Louis, après avoir été soumise récemment à des essais réitérés, à d'intelligentes applications.

Nous ne terminerons pas ce chapitre sans entrer dans quelques développements nécessaires concernant les bains tièdes, qui conviennent infiniment mieux que les froids aux personnes impressionnables, sujettes à des sueurs habituelles que l'on ne pourrait supprimer sans péril. L'action de ces bains est également précieuse dans bien des fièvres éruptives, à leur période naissante, alors que la peau est sèche, inactive, et que l'éruption tarde à se manifester ; au début des fièvres dites primitives, surtout quand cette membrane est dans un état d'inertie ; dans les inflammations compliquées, avec irritation du poumon ; dans la néphrite, la suppression des lochies, les affections de la peau et les maladies vénériennes.

Peut-être est-il superflu d'ajouter, tant est simple et connue cette précaution hygiénique, que les bains tempérés produisent sur le corps épuisé par une longue marche ou par un travail forcé, un relâchement général, une sensation fort agréable et aussi prompte que salutaire.

Il serait fort à souhaiter qu'on les employât moins rarement au début des maladies, car c'est à cette première période de développement que leur efficacité est plus active et plus certaine. Tout malade devrait en faire usage à son entrée dans un hôpital. Le chirurgien ou l'interne de service, suivant la nature de l'affection, prescrirait des bains généraux, des pédiluves, des ablutions ou de simples lotions, qui auraient pour premier effet de rétablir les fonctions cutanées, en enlevant l'enduit dont est couverte la peau des personnes peu familières avec ces mesures hygiéniques.

On conçoit qu'une telle disposition ne devrait point être bornée aux hôpitaux, mais étendue aux maisons de travail, aux ateliers de charité, à tous les grands établissements publics où est élevée l'enfance. A Florence, dans la *Pia Casa di Lavoro*, cette sage méthode est observée. Chaque ouvrier, chaque enfant, à son entrée dans la maison, est conduit à la salle de bains, et les immersions d'eau tiède sont renouvelées tous les huit jours. Je ne sais si cet usage prévoyant, que ne pouvait qu'encourager la paternelle sollicitude des grands-ducs de

Toscane, a été également adopté dans les magnifiques instituts de charité fondés à Rome, à Naples et à Gênes.

Combien ne serait-il pas précieux de faire participer à ces bienfaits de l'hygiène les habitants de nos campagnes! Sans cesse couverts de sueur, souillés par la poussière, brisés par des travaux excessifs, les bains leur sont plus nécessaires qu'aux riches. Et cependant il en est qui meurent dans un âge avancé sans s'être baignés une seule fois; l'eau du baptême, celle d'une averse ou d'un orage, telles sont les uniques immersions qu'ils aient connues.

Nous croyons donc fermement, et nous espérons que cette conviction sera partagée, cette idée accueillie avec une indulgente attention; nous croyons, dis-je, qu'établir dans chaque village une ou deux baignoires gratuites, auxquelles on adjoindrait un appareil de bains de vapeur, serait créer une charge peu onéreuse pour les communes, et d'une incalculable utilité pour les populations rurales. Le médecin aurait ces moyens à sa disposition, dans les cas qui en réclament l'emploi; trop souvent il est obligé de les remplacer par des remèdes qui sont loin de posséder la même efficacité. Des indispositions qui prennent ordinairement leur source dans l'excès de la fatigue, dans l'arrêt de la transpiration, et qui ne deviennent des maladies que pour avoir été négligées, céderaient pour la plupart à l'influence d'un agent précieux, dont il faudrait surtout doter les villages éloignés des villes.

Nous savons, il est vrai, que le paysan trouve dans son ignorance un aliment à ses préjugés. Plus crédule au charlatanisme que confiant envers le savoir véritable, il repousse souvent des mesures auxquelles il pourrait devoir son bien-être et sa santé. Mais est-ce bien sa faute? Ne serait-il pas temps qu'on répandît parmi ces ilotes les semences de l'éducation, qui seule peut en faire des hommes; qu'en élevant les enfants les plus pauvres dans les maisons de travail, on les y soumît à des règles hygiéniques qu'ils ne pourraient plus oublier; que ces préceptes enfin fussent propagés dans les campagnes, enseignés dans les écoles primaires? On traitera peut-être ces idées de déclamations et d'utopies : l'immobilité est chose si commode ! Nous n'en persisterons pas moins à penser que le peuple n'a pas besoin seulement de pain, mais d'instruction; que ses préjugés ne sont pas inextirpables, et, l'histoire des nations modernes à la main, que les gouvernements propagent à volonté parmi elles l'ignorance ou les lumières, la corruption ou la morale.

De l'eau en boisson. L'eau est l'un des éléments essentiels des corps organisés; elle forme la base de nos fluides, et procure l'humidité indispensable à l'action des solides. Otez cet agent à la vie, et la graine n'a plus de germination, le rotifère ne peut ressusciter; la plante se flétrit, les végétaux et les animaux meurent; la création presque entière disparaît.

Mais si l'eau fraîche, claire, limpide, inodore des

sources et des fleuves est la boisson par excellence
de l'homme ; si elle peut sans inconvénient conte-
nir plusieurs sels à base de chaux, pourvu qu'ils
n'y soient pas en trop grande quantité, et que le
savon s'y dissolve avec facilité ; si l'air qu'elle ab-
sorbe la rend plus légère, plus agréable et plus salutaire ; en revanche, les gaz provenant de la décomposition des corps organisés, et les particules
altérées qu'elle peut tenir en dissolution, sont de
nature à produire chez l'homme et les animaux
les plus dangereuses affections. Les faits abondent
à l'appui de cette vérité : je n'en citerai qu'un recueilli dans ma pratique.

Dans une commune rurale des environs de Hou-
dan, un cultivateur intelligent perdait successivement tous ses chevaux par suite d'une maladie qui
laissait une rougeur et une altération évidente dans
les viscères, mais surtout dans les voies digestives,
dans la membrane interne du cœur et des artères.
Après avoir assisté à l'autopsie de l'un de ces animaux, faite par un vétérinaire habile, qui les trai-
tait, je cherchai inutilement dans les lieux d'habitation, dans la nature des travaux et du régime,
la cause de cette mortalité, que l'on attribuait dans
le village aux maléfices d'un sorcier. Je me fis ensuite conduire à la mare qui servait d'abreuvoir
aux chevaux, et qui était en partie tarie par la chaleur vive et prolongée de l'été. L'eau qui restait
était infectée par la fiente des oies, des canards et
des autres animaux qui venaient s'y désaltérer ; là
était la cause mortelle. Suivant mes conseils, le fer-

mier, cessant d'abreuver ses chevaux à cette mare, n'éprouva depuis aucune perte; mais voulant acquérir une entière conviction, il fit boire de cette eau à un cheval de peu de valeur, qui ne tarda pas à succomber.

Les eaux de pluie, ou des sources, qui reçoivent l'action de l'air et de la lumière et éprouvent une agitation rapide, sont souvent préférables à celle des fleuves. Les animaux se désaltèrent avec cette boisson, ainsi que les peuples sauvages, sans y rien ajouter qui puisse lui donner de la saveur, des propriétés excitantes, et l'observation est loin d'avoir constaté que leur santé en ait été altérée, leur constitution moins robuste, leur énergie moins puissante. Plusieurs nations de l'antiquité, les Scythes, les Mèdes, les Lacédémoniens, si remarquables par leur force et leur courage, faisaient usage de l'eau pour les conserver. Longtemps les Turcs, religieux observateurs des préceptes du Coran, ont gardé, en s'abstenant de vin, cette vigueur proverbiale que l'invasion lente d'autres coutumes tend à leur faire perdre aujourd'hui. Une foule de tisanes doivent toute leur vertu à l'eau pure, et le plus souvent, les ingrédients qu'on y mêle lui donnent un goût agréable ou amer, sans accroître ses propriétés médicinales. Enfin, elle a, comme moyen hygénique, une supériorité indéniable sur toutes les boissons qu'une civilisation voluptueuse a imaginées pour flatter le palais et développer vicieusement les forces de l'estomac.

L'homme, suivant Montaigne, ne goûte rien de

pur, la faiblesse de sa condition fait que les choses simples et naturelles ne peuvent tomber à son usage; ainsi, le paysan pauvre, l'ouvrier sans ressources, préfèrent à l'eau la plus limpide un vin aigre et frelaté, une bière faite avec une décoction de buis ou de plantes amères, un cidre altéré, ou toute autre liqueur fermentée et malfaisante; en vain croit-il trouver une vigueur nouvelle en en buvant à longs traits, presque toujours il favorise ainsi le développement de plusieurs maladies graves. Qui ne sait les funestes effets produits par l'abus de ces liqueurs? Non-seulement elles altèrent la santé, abrégent l'existence, mais elles dégradent l'homme, ruinent, désolent les familles et multiplient les crimes. Ne serait-il donc pas possible que de sages institutions missent fin, par une répression sévère, à cette lèpre qui ronge lentement les classes pauvres dans beaucoup de villes manufacturières?

Trop souvent l'homme attribue à la faiblesse de son estomac des incommodités qu'il serait plus juste de rapporter à l'irritation sourde dont cet organe est le siége. Tels sont ces rapports acides, ces vents, cette pesanteur, cette chaleur incommode qu'il ressent à l'épigastre, et qu'augmentent les prétendus fortifiants, les médicaments et les tisanes; tandis que le régime, l'eau froide et l'exercice musculaire eussent à eux seuls facilement triomphé de ces accidents.

CHAPITRE XVII.

Des bains de vapeur.

L'influence hygiénique et curative des bains de vapeur est connue depuis bien longtemps. Les Indiens, les Égyptiens, les Turcs, et parmi les modernes les Russes et les Finlandais, en font habituellement usage avec des procédés différents. Les uns préfèrent l'étuve humide; les autres l'étuve sèche et les ablutions. Cette dernière méthode est celle des Mahométans, et leur bain est le *laconicum* des anciens. Les Égyptiens et les Indiens ajoutent aux effets de la vapeur sèche ou humide, les affusions avec l'eau chaude et la pratique voluptueuse du massage. Quant aux Russes et aux Finois, après s'être soumis à la vapeur humide à une température de 40 à 45 degrés Réaumur, ils se font fouetter avec des verges de bouleau, amollies dans l'eau, afin d'augmenter la réaction; puis, pour diminuer la sueur, on les frotte avec du savon; ils se lavent ensuite à l'eau tiède, reçoivent plusieurs seaux d'eau froide sur le corps et vont se plonger dans la neige. En effet, lorsque la chaleur de la peau est considérable, qu'un mouvement énergique s'opère du centre à la circonférence, l'action du froid n'est plus aussi sensible et elle devient généralement favorable. L'expérience ici encore confirme la prévision de la théorie.

Mes essais sur les animaux démontrent que leur chaleur intérieure diminue plus rapidement dans l'air humide que dans l'air sec, dans l'eau que dans l'air humide, ayant le même abaissement de température. La propriété conductrice de l'eau, comparée à celle de l'air, explique ces différences. En vertu de la même loi, le bain chaud doit être plus actif que le bain de vapeur humide, et ce dernier que l'étuve sèche. C'est précisément ce que les faits attestent. Il est constant qu'un bain chaud, à 45 degrés, agit sur l'économie comme un bain à 75 degrés dans l'étuve humide, et comme un bain dans l'étuve sèche à 128 degrés.

Ces rapports, toutefois, ne sont qu'approximatifs, et ces trois sortes de bains produisent sur l'organe cutané des effets qui ne sont point identiques. D'après les études de Hallé, Guilbert et Nysten, l'étuve sèche excite davantage les vaisseaux capillaires de cet organe, sans donner lieu à des déperditions aussi abondantes que celles que l'on éprouve dans l'eau, ou dans l'étuve humide, au même degré de température. Le premier moyen devra donc être préféré afin de ranimer la vitalité de la peau dans les indispositions graves, les maladies chroniques où ses fonctions sont inactives, son tissu relâché, les forces éteintes; dans la période d'incubation de la phthisie pulmonaire, ou au début des scrofules.

Je dois, au sujet de ce mode de traitement,

prévenir une objection puissante. On me dira sans doute : Vous cherchez à guérir la phthisie par des sueurs abondantes, et une expérience journalière prouve que les personnes qui en sont atteintes périssent épuisées par de semblables évacuations : l'art sera-t-il donc plus heureux que la nature ? D'abord, il faut distinguer deux sortes de sueurs : les unes actives, critiques, favorables, surviennent lorsque le mal a perdu toute son intensité ; les autres passives, non critiques, ou symptomatiques, comme la diarrhée colliquative, apparaissent quand la désorganisation est très-avancée. Cette distinction est naturelle, rigoureuse, et ne saurait être oubliée de tout praticien instruit. La phthisie, en outre, peut être divisée en deux grandes périodes. Dans la première, ordinairement la plus longue, les tubercules se forment et la transpiration insensible diminue. Dans la seconde, l'irritation se manifeste, le poumon s'enflamme, la substance se désorganise, la sueur s'écoule abondamment du tissu relâché et sans vitalité de la peau. Il y a assurément, dans la production si diverse de la sueur dans ces deux cas, un mystère inexpliqué. C'est une lacune à combler, un point obscur à éclaircir, puisque, par une apparente contradiction, on peut, dans la même affection, provoquer à ses commencements des sueurs critiques propices pour le malade ; tandis qu'à sa terminaison des transpirations considérables précèdent la mort et l'annoncent.

Ces deux ordres de faits, la science les conciliera

quelque jour; quant à nous, nous avons dû montrer les différences qui les distinguent, en attendant que la méthode expérimentale remplisse le vide qui les sépare, et vienne compléter ou modifier la théorie dont nous avons posé, dans ce livre, les bases fondamentales.

Il résulte, en conséquence, de ces observations, qu'on doit dans la phthisie exciter artificiellement la transpiration avant qu'elle soit le résultat d'une lésion profonde et d'une inévitable désorganisation. Arrivée à ce point, on se contentera de ranimer la peau par des frictions faites plusieurs fois par jour, afin de changer la nature des sueurs, en excitant les phénomènes de la réaction.

Les gestations, les exercices modérés de la gymnastique, la ventilation artificielle, tous les moyens qui favorisent les sécrétions sans porter une perturbation violente dans l'économie, sont, nous l'avons dit déjà, particulièrement précieux dans la consomption pulmonaire : ce ne sera qu'après avoir imprimé, grâce à l'application de ces moyens, un mouvement favorable de dépuration et calmé l'irritation locale, que l'étuve sèche sera employée avec prudence, à cette limite où finit l'hygiène et où commence la médecine agissante.

Des résultats personnels m'ont convaincu, d'ailleurs, de l'efficacité de ces procédés. En plusieurs circonstances où la phthisie pulmonaire paraissait imminente, j'ai vu, sous l'influence de l'étuve sèche, employée tous les deux jours, disparaître des douleurs de poitrine anciennes déjà, des toux

rebelles dont n'avaient pas triomphé des traitements méthodiques et qui avaient nécessairement
pris leur source dans l'inactivité des fonctions cutanées. Le *Dictionnaire des sciences médicales* rapporte un exemple notable de guérison par la vapeur, communiqué à Morand par Donald Monro.
Une jeune dame était dans un état de phthisie avec
expectoration purulente. Monro découvrit, *après
un certain temps*, que la malade ne transpirait point,
que la peau était sèche comme un parchemin. Cette
remarque lui fit penser que la maladie *pouvait bien
être la suite de sueurs supprimées*, et il conseilla en
conséquence un bain de vapeur général. Ce remède rendit à la peau sa souplesse et à la malade
sa santé.

Il est bien évident que Monro et ceux qui ont
reproduit cette particularité digne d'attention, ont
cru y rencontrer une exception et non un principe
général; car si ce principe eût été établi, on n'aurait point abandonné un moyen curatif précieux
pour une méthode empirique, fatale dans l'immense majorité des cas. Il était donc bien utile de
poser, une fois pour toutes, ce principe, de grouper
à l'entour tous les faits inexpliqués qui s'y ratta-
chent, de montrer, par les preuves les plus authentiques et les plus nouvelles, que l'inactivité de la
peau, la suppression lente de la transpiration, sont
les causes les plus communes et les plus actives de
la production des tubercules, des scrofules et des
autres maladies chroniques; il était indispensable
de signaler l'action progressive de ces causes, afin

d'élever, d'une manière sûre, précise, incontestable, le traitement hygiénique de ces affections sur des bases que la routine et les faux systèmes ne puissent renverser.

Les bains de vapeur conviennent sous toutes les latitudes, dans tous les climats, sous le ciel ardent des Indes, dans les campagnes brumeuses de la Hollande, sur le sol neigeux des Polonais et des Finois.

La vapeur humide, portée à un haut degré de température, n'exerce pas une action aussi débilitante qu'un bain également long mais d'une chaleur moins élevée. Dans l'étuve humide, le calorique s'accumule avec le sang à la peau, sans que l'économie subisse des pertes aussi considérables que dans le bain chaud. Elle peut plus facilement résister au froid extérieur. Ainsi, le Russe se roule impunément dans la neige en sortant d'une étuve de 5o à 55° cent., tandis qu'il ne pourrait le faire sans danger après un bain d'eau également prolongé, ayant 30 ou 35° de la même échelle thermométrique. Dans la première circonstance, en effet, l'action de la neige ou de l'eau glacée vient accroître la turgescence dont la peau est le siége, en diminuant les pertes éprouvées par une transpiration trop abondante et trop durable.

Pour prévenir l'affaiblissement qui pourrait l'accompagner, on se borne dans nos climats à essuyer la peau avec des linges secs, à la frictionner avec de l'eau de savon, puis à l'aide de linges imbibés d'eau fraîche et bien tordus, ou avec de la flanelle et un gant de crin. Lorsque les membres sont débiles ou atteints d'affections rhumatismales chroniques, la flagellation peut augmenter la réaction et opérer une révulsion propice.

Combien de maladies se développent, s'aggravent, deviennent incurables sous l'influence des remèdes internes, et même des vésicatoires, des cautères, des moxas, qui s'arrêteraient dans leur marche ou même guériraient par l'emploi méthodique des étuves sèches et humides, surtout des premières!

Ces étuves, ainsi que les étuves simples ou chargées d'émanations aromatiques, sulfureuses, mercurielles, calmantes, toniques, ou plutôt excitantes, et les douches de vapeur peuvent être ordonnées pour prévenir ou pour combattre les affections dartreuses, psoriques, syphilitiques, rhumatismales, goutteuses, les névralgies, la teigne, les engorgements du tissu cellulaire et des organes internes, les tumeurs inaccessibles aux moyens ordinaires, les douleurs et les empâtements qui accompagnent les couches et qu'on attribue ordinairement à *un lait répandu*, les catarrhes et les écoulements chroniques, les hydropisies récentes qui succèdent si souvent, comme nous l'avons démontré, à la suppression de la transpiration cutanée; enfin, l'hypocondrie et la mélancolie, qui sont parfois aussi les résultats de la même cause.

Qui ne connaît d'ailleurs l'efficacité des bains de vapeur contre les ulcères de mauvaise nature, le gonflement douloureux des articulations et les

tumeurs blanches? L'emploi, mais prudent et cir-
conscrit, de l'étuve sèche et de l'étuve humide,
pourrait obtenir encore de grands succès au début
des affections aiguës, dans les inflammations et les
fièvres dites *essentielles*.

Quand la médecine humaine demeure indécise
sur un point capital de la science, c'est la médecine des animaux qu'il faut alors interroger; c'est
à elle à dissiper les doutes. Malheureusement les
hippiatres; au lieu de servir de guides aux médecins, suivent trop servilement leurs théories et leur
pratique. Il en est toutefois qui ne manquent ni
de solides connaissances, ni de sagacité. Dans les
maladies aiguës, comme la rage, dans les affections
chroniques, comme la morve, pourquoi ne pas
tenter l'emploi des étuves sèches ou humides, à un
degré très-élevé, comme moyen préservatif et curatif? En effet, les vétérinaires instruits et conscien-
cieux reconnaîtront avec nous l'inutilité d'une
foule de remèdes introduits par l'estomac, et la
nécessité de porter habituellement à la surface de
la peau une action révulsive plus étendue et plus
profonde que celle qu'ils obtiennent de la brosse,
de l'étrille, des vésicatoires et des sétons.

Si, ce que nous ignorons, la médecine zoologique avait fait, dans cette direction, quelques tentatives infructueuses, nous pensons qu'elle devra
les renouveler sur une plus vaste échelle, dans des
affections variées et aux diverses périodes qu'elles
peuvent offrir, particulièrement à leur début. Ce
serait, en outre, une mesure intelligente et sans

doute féconde, que de faire confectionner pour les grands animaux domestiques, comme pour ceux renfermés dans les ménageries, des appareils propres à administrer la vapeur sèche ou humide à l'extérieur.

De tels points de vue seront-ils admis? nous ne l'espérons pas; car la science médicale dédaigne toute réforme, s'effraye de toute nouveauté, et, tandis que les arts et toutes les autres connaissances humaines parcourent une ère incessamment progressive, la médecine seule s'éloigne peu de l'orbite où elle gravite depuis vingt siècles.

Le massage est dans beaucoup de contrées l'inévitable complément des bains de vapeur. On a prétendu que ce moyen était une coutume barbare qu'il fallait abandonner aux peuples sauvages et à l'indolent sybaritisme des Orientaux. Mais nous ne pouvons partager entièrement cette opinion. Sans exagérer l'influence hygiénique du massage, on peut admettre qu'il convient également bien en Occident et en Orient. Assurément, si son emploi n'avait qu'une voluptueuse inutilité, nous aurions été le premier, sinon à le proscrire, du moins à le passer sous silence. Il n'en est point ainsi. Le massage a pour résultat certain de favoriser le cours du sang et l'absorption des liquides, de faciliter la contraction des muscles, de prévenir, de dissiper les ankiloses et les engorgements articulaires, d'exercer une action propice sur les organes locomoteurs et sur les viscères contenus dans les grandes cavités; d'entretenir, enfin, les organes dans le libre exercice de leurs fonctions.

La manière dont on le pratique diffère non-seulement selon les pays, mais suivant les sexes, l'âge et les tempéraments; voici, du reste, pour nous servir de la description exacte et minutieuse d'un médecin habile, comment il doit être le plus communément appliqué. « Le malade, après avoir été pendant un certain temps exposé à la vapeur, est étendu sur un lit de canne, et légèrement frictionné; puis, on presse doucement les membres, on les serre, on les comprime avec les doigts, plus ou moins, et de haut en bas, suivant la direction des muscles, des tendons, et autour des articulations, qu'on fait mouvoir dans tous les sens. On entend le plus souvent un certain bruit ou craquement qui résulte de la séparation prompte ou instantanée des surfaces articulaires habituellement en contact et unies entre elles par de la synovie épaissie. On agit de même sur la poitrine, et notamment sur le bas-ventre, dont on presse alternativement chaque côté pour imprimer aux viscères gastriques un léger ballottement. On pratique la même opération sur les parties postérieures, le long de l'épine, puis on frictionne de nouveau le malade, et après l'avoir essuyé et enveloppé de linges chauds, on le met au lit. »

Russes, Finlandais, Turcs, Égyptiens, Indiens, Chinois, et beaucoup d'autres peuples, font usage de ce procédé, et s'en trouvent bien. Pourquoi donc n'aurait-il pas pour nous la même efficacité?

CHAPITRE XVIII.

De l'habitation.

Déjà, dans le cours de cet ouvrage, nous avons eu plusieurs fois l'occasion de toucher d'une manière générale à cette importante question hygiénique. Mais il s'y rattache une série d'observations qui nécessitait des développements tout spéciaux. Nous commencerons, en effet, par faire remarquer qu'en France, sur le littoral de la mer, dans nos montagnes, nos vallées larges et accessibles aux vents, voire même sur les hauteurs si pittoresques dont Paris est environné, les scrofules sont très-rares, et la phthisie enlève à peine la quatre-vingtième ou la centième partie de la population qui y réside et qui s'y livre aux travaux agricoles. Il en est tout autrement en Angleterre. La première maladie y est très-commune, et plus de la sixième partie de la population succombe aux atteintes de la consomption pulmonaire. Cette différence considérable est attestée par des recherches statistiques dont on peut aisément vérifier l'exactitude. Nous la signalons à l'attention des familles anglaises, qui, vivant dans l'aisance, ont la faculté d'échanger une contrée dangereuse contre un climat salubre.

C'est donc en France ou dans les autres pays

que l'humidité ne ravage point, qu'elles devront
envoyer leurs enfants s'ils sont débiles, lymphatiques, issus de parents phthisiques ou scrofuleux.
Les habitations qu'elles devront choisir de préférence ne seront point dominées par des arbres touf-
fus. Situées sur des points élevés, vastes, ouvertes
à la lumière, exposées aux rayons du soleil, elles
seront abritées, autant que possible, des vents du
nord, de l'ouest et du nord-ouest. On aura grand
soin de ne pas confier les enfants à des nourrices
logées dans des rez-de-chaussées humides, dans des
réduits obscurs, dans des localités marécageuses.

J'ai été consulté en plusieurs circonstances par
de jeunes personnes qui habitaient des lieux placés dans ces conditions funestes. La pâleur de leur
teint, la blancheur mate de leur peau, la mollesse
des chairs, la privation d'appétit, un sentiment général de faiblesse et de langueur, la diminution
progressive de l'embonpoint, annonçaient l'altération profonde de la nutrition : parfois à ces symptômes s'ajoutaient une impression de dégoût, une
douleur sourde à l'estomac, un écoulement peu
abondant par les organes de la génération, la leucorrhée enfin, qui indiquait l'inactivité des fonctions de la peau. L'air des montagnes ou du littoral
de la mer, les promenades dans les bois, l'exercice
à l'air libre, un régime sain et substantiel ont suffi,
dans la généralité des cas, pour rétablir la santé et
pour prévenir le développement de maladies graves. Les personnes qui restent dans un état de langueur, qui dépérissent dans des lieux et des climats

humides, doivent donc s'empresser de les abandonner si elles veulent retrouver la santé et retarder le moment suprême.

Un fait remarquable, cité par le docteur Pihorel, vient confirmer nos observations, nos principes, et mérite de trouver ici sa place.

« Mme D..., âgée de quarante ans, née en Bourgogne, vivait dans un endroit élevé où l'air est habituellement vif et sec; sa nourriture était bonne; elle buvait souvent du vin pur, se levait matin, se couchait de bonne heure; et comme elle jouissait d'une certaine aisance, elle se livrait modérément aux travaux de la campagne, menant ainsi une existence régulière qui n'avait été troublée jamais que par de légères indispositions, assez ordinaires aux personnes de son sexe. Mme D... présentait d'ailleurs tous les caractères des scrofules et n'en avait jamais éprouvé le moindre symptôme.

« En 1807, cette dame vint à Paris pour voir une tante qui habitait, à l'Abbaye-aux-Bois, rue de Sèvres, un rez-de-chaussée humide et peu aéré. Les heures des repas, celles du coucher, le genre de nourriture, l'air qu'elle respirait, tout fut changé pour elle : à la vie des champs la plus active succéda la vie la plus sédentaire. *Des fleurs blanches et des digestions pénibles se manifestèrent pour la première fois de sa vie, quinze jours après son arrivée.* Au bout de trois semaines, il survint un abcès froid au-dessus de la clavicule; des glandes du cou et des aisselles s'engorgèrent. Bientôt les abcès froids se multiplièrent sur la poitrine et sur le dos, les glandes

de l'aine se prirent... Les toniques et les antiscorbutiques les plus actifs, le régime animal et tonique
ne purent arrêter les progrès de cette espèce de dissolution scrofuleuse. Le départ de cette malade
pour son pays natal paraissait la seule ressource sur
laquelle on pût encore fonder quelque espoir; mais
Mme D... ne se détermina à suivre ce conseil qu'à la
dernière extrémité, et elle succomba un mois après
son retour. »

Ce fait a la valeur physiologique la plus con-
cluante. On voit avec toute l'évidence possible les
effets fatals d'un changement d'habitation et d'habitudes. A l'action de l'air libre succède l'action de
l'air calme et humide; à l'exercice musculaire, le
repos absolu! Les résultats ne s'en font pas attendre :
la peau devient inactive, la transpiration difficile;
ses matériaux sont refoulés dans le torrent de la
circulation, sur les voies digestives, sur les organes
générateurs. Ils produisent la leucorrhée, l'engorgement des glandes et des dépôts dans le tissu cellulaire. Or, que peuvent faire, dans des conditions
semblables, et les toniques, et les antiscorbutiques,
et le régime animal lui-même?

Cette curieuse observation indique la source de
quelques abcès qui semblent se former spontané-
ment dans l'économie, et l'origine des fleurs blanches. Déjà nous avons prouvé ailleurs qu'en les
attribuant à l'usage du café au lait, un chirurgien
célèbre avait pris une influence secondaire pour la
cause générale à laquelle se rapportent les catarrhes
utérins ainsi que toutes les affections catarrhales.

Des faits multipliés viennent confirmer chaque jour le danger du séjour de Paris pour les enfants élevés à la campagne, et la nécessité de les transporter sur les coteaux variés et salubres qui dominent cette capitale, où l'on voit souvent les scrofules dont ils y ont pris le germe se dissiper par la seule action de la lumière, d'un air libre et sec. On conçoit, dès lors, que les pensions et maisons de santé qui se trouvent sur ces hauteurs ne peuvent manquer d'exercer des modifications favorables dans la santé des enfants prédisposés aux maladies du système lymphatique et aux déviations du système osseux.

Bien que nous ayons, en maints endroits, examiné cette question d'une manière générale, il est dans ce chapitre un point essentiel à éclaircir. Dans quels lieux doivent habiter les phthisiques? Faut-il préférer les localités basses et marécageuses, aux collines et aux montagnes où l'air est vif, sec, agité? Il y a ici à poser une distinction capitale. Lorsque la phthisie n'est encore parvenue qu'à sa période d'incubation; que les tubercules se forment, que la diathèse scrofuleuse est manifeste, alors, les personnes menacées de consomption pulmonaire doivent, sans hésitation et le plus tôt possible, quitter les vallées humides et les grandes cités, pour aller s'exposer aux vents libres des montagnes et du littoral élevé de la mer; car en agissant vivement sur la peau, en excitant ses fonctions, l'air peut favoriser la résolution de récents tubercules. Cet effet, ainsi qu'il est facile de le constater, s'observe à l'extérieur dans les affections scrofuleuses, alors que les engorgements sous-cutanés sont encore peu considérables. Mais, au contraire, quand la phthisie a parcouru ses premières périodes, que le malade crache le sang ou le pus, l'action d'un air trop vif peut et doit activer les progrès du mal. Dans ce cas seulement, tout espoir de guérison étant irrévocablement perdu, les malades pourront devoir à l'habitation de vallées humides et non marécageuses, quelques mois de plus d'existence, qu'eussent impitoyablement dévorés des localités sèches et salubres. Il y a donc, d'une part, de bien stériles avantages à recueillir pour les personnes atteintes de phthisies avancées, et de l'autre, de bien redoutables périls à craindre pour celles qui en ressentent les premiers symptômes, dans l'opinion des médecins qui conseillent aux phthisiques le séjour de l'Algérie et des plages marécageuses comme un moyen de salut. Telles sont les vaines déductions, les observations incomplètes de la fausse expérience. On envoie mourir les poitrinaires dans les marais, dans les climats chauds; on les enferme encore, pour les guérir, dans les étables où les vaches deviennent si souvent phthisiques, sans songer qu'il importe peu que des malades atteints d'affections incurables aillent expirer ici ou là; et que le médecin n'a plus qu'à se récuser douloureusement quand la mort est infaillible.

Nous l'avons dit, nous le répétons, nous le redirons encore peut-être, car c'est plus qu'un point de science, c'est une question d'humanité; on peut triompher de la phthisie, mais c'est quand elle se forme, non lorsqu'elle est développée. Les moyens préservatifs, nous les avons indiqués; ils se résument en ces trois mots : exercice, air libre et lumière.

CHAPITRE XIX.

Des aliments.

Le mouvement continuel de composition et de décomposition qui constitue la nutrition s'observe, dans l'économie, depuis la naissance jusqu'à la mort : les corps vivants éprouvent incessamment des pertes matérielles dans l'exercice des fonctions; la respiration remplace l'air et la chaleur qui se sont dégagés; la digestion répare les pertes d'eau et de matières solides, au moyen des substances animales et végétales.

Mais pour que cette double et indispensable action puisse s'opérer, l'homme et les animaux supérieurs ont besoin d'une alimentation variée; sans cette condition, ils s'affaiblissent, dépérissent et meurent. La gélatine, l'albumine, la fibrine, le pain blanc, pris isolément, pendant un temps donné, ne suffisent point pour combattre l'affaiblissement qu'éprouvent les organes, et pour entretenir le mouvement vital. MM. Tiedemann et Gmelin ayant essayé de nourrir des oies avec du sucre, de la

gomme et de l'amidon, de l'eau et du sable quartzeux
pur, ces volatiles se débilitèrent progressivement,
et ne tardèrent point à mourir. L'oie qui avait pris
de la gomme succomba le seizième jour; celle qui
avait pris du sucre, le vingt-deuxième; et celle à
laquelle on avait donné de l'amidon, le vingt-
sixième. Une autre, nourrie avec une substance
contenant une grande quantité d'azote, et une suffisante quantité de blanc d'œuf, expira au bout de
quarante-six jours. M. Magendie a soumis deux
chiens, l'un au sucre et à l'eau distillée; l'autre au
pain très-blanc et d'une qualité supérieure, ren-
fermant beaucoup de fécule et de gluten, substance
très-azotée, et ils succombèrent tous deux; tandis
que d'autres chiens, qui mangèrent exclusivement
du pain de munition, conservèrent leur force et
leur santé. Ce dernier aliment, qui ne se distingue
du précédent que par le son qu'on y fait entrer,
doit conséquemment lui être préféré pour le soldat
comme pour le pauvre, privés des viandes et des
autres nourritures qui constituent la variété nécessaire à la vie. Plus dévoué à la science que prévoyant, le docteur Starh, à son tour, s'étant condamné, pour alimentation unique, au sucre et à
l'eau, mourut à la suite de cette expérience dont il
n'avait pas su restreindre à temps la durée.

Les substances animales sont plus nutritives que
les tissus des végétaux. Elles contiennent, sous un
petit volume, un plus grand nombre d'éléments
propres à réparer les pertes non interrompues de
l'organisme; elles laissent peu de résidu insalubre:

Aussi le conduit digestif du carnivore est-il moins long que celui des herbivores, qui ont besoin de faire subir aux substances végétales une longue élaboration.

Les aliments tirés du règne animal, diffèrent entre eux, soit par l'espèce, soit par l'âge des individus. Les mammifères herbivores, carnivores, les oiseaux, les poissons, les crustacés, les mollusques, et même quelques zoophytes, ont été mis à la disposition de l'homme. Leur destruction perpétuelle est en quelque sorte indispensable à son existence. Ces sacrifices, dont l'habitude nous dérobe la barbarie, sont cependant entrés dans le plan de l'auteur de la nature ; la preuve s'en trouve dans l'organisation intérieure des êtres les plus forts et les plus rusés ; dans leurs instincts, dans leurs mœurs ; dans les armes offensives au moyen desquelles ils attaquent, déchirent et dévorent leur proie. Cette loi suprême s'observe sur la terre, dans l'atmosphère qui l'environne, et dans les eaux qui la recouvrent ; l'homme lui-même est soumis à son empire.

On donne généralement la préférence à la chair des herbivores sur celle des carnivores, bien que cette dernière ne soit ni moins agréable ni moins nutritive. En effet, la chair du chat n'est pas inférieure à celle du lapin ; celle du lion est en Afrique un mets recherché, et celle du loup m'a paru plus savoureuse que celle du cerf. Après les mammifères viennent les oiseaux, les reptiles et les poissons, qui nous offrent une substance moins riche et des éléments moins réparateurs.

Les divers organes des animaux ne sont pas également tendres et nutritifs; la cervelle se digère plus facilement que les muscles, etc. Les anciens avaient cru découvrir dans ces organes des propriétés médicinales particulières, et Pline rapporte que, de son temps, on ordonnait contre la phthisie du foie de loup pris dans du vin, le lard d'une laie maigre nourrie d'herbe, la chair et le bouillon d'âne. On considérait même comme fort avantageux de respirer, à l'aide d'un tuyau, la fumée de la bouse sèche de vache pendant que l'animal était au vert ; la fiente de bouc mêlée à du passum, et les poumons du cerf, produisaient également, au dire de Pline, des effets propices. On le voit, la science a fait quelques progrès depuis le siècle où ce célèbre naturaliste a vécu. Nous proposerons le foie de morue, de raie et de plusieurs autres poissons comme un aliment salutaire dans les scrofules et la phthisie. Cet aliment contenant une huile dont l'efficacité a été constatée, sera plus favorable que le lait d'ânesse, qui renferme une très-grande quantité d'acide lactique. On ne peut introduire dans l'économie assez de fibrine ni assez d'éléments propres à changer la nature du sang; c'est pour cette raison que les viandes rôties des animaux adultes, les gelées qu'elles donnent, doivent obtenir la préférence dans ces affections.

Plus les substances végétales ont d'azote, d'albumine et de fécule, plus elles sont nutritives. Il faut comprendre dans ce nombre les graines des céréales, celles des légumineuses et les graines de quelques plantes bulbeuses. Les purées que l'on obtient de ces racines et de ces graines seront utilement associées pour fortifier les sujets épuisés. La gomme, le sucre, l'amidon, les huiles grasses n'ont pas les mêmes vertus que les produits des céréales. Ne contenant point d'azote, elles ne peuvent suffire à l'entretien de la vie.

Ces diverses considérations amènent naturellement à conclure que le régime végétal est moins favorable que le régime animal aux personnes faibles, lymphatiques, atteintes du rachitisme, des scrofules, de la phthisie, et en général des altérations chroniques de l'albumine. Ainsi que je l'ai fait déjà remarquer ailleurs, les castes indoues qui se nourrissent de laitage et de végétaux, qui mènent une existence paisible et inoccupée, sont plus souvent attaquées de la lèpre que les Sicks, qui, sous le même climat, font usage de viande de porc, et se livrent aux habitudes d'une vie active. Cette chair, jointe à celle des animaux adultes, doit former la base de l'alimentation des sujets disposés aux maladies mentionnées plus haut, car il importe essentiellement de faire prédominer la fibrine et les globules sanguins sur l'eau, la lymphe et l'albumine.

En ces circonstances, il faut prendre en considération la susceptibilité nerveuse, l'irritabilité et la faiblesse de l'estomac. Il arrive fréquemment que l'état morbide de cet organe s'oppose au suc-

cès d'une alimentation fortifiante, et ce n'est qu'a-
près l'avoir guéri, grâce au régime sévère et à
l'emploi des moyens propres à calmer l'affection
dont il est atteint, qu'on peut sans danger avoir
recours aux substances qui sont de nature à changer ou à modifier profondément la constitution.
Ici se rencontrent une foule d'écueils qu'il n'est
donné qu'au praticien habile d'éviter. En effet, on
doit se tenir à égale distance des préceptes trop
absolus de la doctrine de l'irritation, et des prescrip-
tions opposées de cet empirique fameux qui, abandonnant les rives de la Garonne où il ne trouvait
plus de malades à guérir, vint à Paris ordonner des
rosbifs et des biftecks à tous ceux qui réclamaient
ses conseils.

Il faut que l'art culinaire ne soumette à ses préparations que les substances nutritives; qu'il ait
soin de rejeter les tissus durs, d'une digestion difficile, ne fournissant qu'une insuffisante alimentation; qu'il favorise enfin la dissolution moléculaire
de ces substances, afin de diminuer les labeurs de
l'estomac. On le voit, l'art culinaire et l'art phar-
maceutique ont entre eux d'étroites affinités, et le
jour où les cuisiniers posséderont des connaissances
chimiques, le premier aura véritablement atteint
sa hauteur et rempli sa destination. Puisque l'on
abrége la vie des animaux et de l'homme lui-même
en changeant leur régime, par la conséquence contraire, serait-il donc possible d'en prolonger la
durée ordinaire?

On ne peut aujourd'hui répondre affirmativement à une semblable question; cependant, que l'on regarde les faits, et on reconnaîtra l'empire de l'homme sur la nature animée. Un simple fermier de la paroisse de Dishley, Bakewel, a créé en Angleterre une race d'animaux domestiques dont il a su, à sa guise, modifier l'organisation par l'alimentation et la génération. Aidant au développement des parties charnues du bœuf, il leur a fait acquérir un volume énorme au préjudice des parties de qualité inférieure. Il a formé des espèces dépourvues de ces cornes qui, sans avoir de valeur, recevaient parfois un fatal emploi. La tête de ces animaux fut réduite aux plus petites proportions; leur peau devint souple et fine, leurs jambes courtes, leur panse étroite; tandis que la poitrine s'élargissait, que l'intervalle des hanches était très-large et les masses musculaires si considérables, qu'elles formaient à elles seules les deux tiers du poids des bœufs. Les efforts de cet agronome ingénieux réussirent également pour d'autres animaux domestiques : l'Angleterre lui doit de gros chevaux de roulage, et des moutons unissant deux qualités qui semblent incompatibles, le développement des parties charnues et la finesse de la laine.

Des résultats non moins remarquables ont été obtenus pour le règne végétal, au moyen des engrais. La structure, l'organisation, les formes de beaucoup de plantes ont été modifiées profondément par les substances nutritives dont on a environné leurs racines. Les organes sexuels ont été transformés en pétales, les épines en tiges, en feuilles, et on forme à volonté des nains ou des géants. Si l'empirisme donne lieu, par l'alimentation, à de semblables métamorphoses, que ne pourrait pas produire la science, guidée par les travaux supérieurs des Dumas, des Boussingault, des Liebig, des Payen, des Pelouze et des Edwards?

Les aliments et les boissons qui offrent aussi des éléments réparateurs, agissent au moyen de l'arome qu'ils dégagent. Grâce à cette émanation, l'homme, comme l'animal, dont l'instinct est bien plus subtil que le nôtre, apprécie la nature des substances qu'on lui présente, et suivant les sensations qu'il éprouve, il les refuse avec dégoût, ou les avale avec volupté. Lorsque les particules volatiles sont favorables, le système nerveux est excité, l'énergie s'accroît, la digestion devient plus rapide. Mais trop souvent conduit par la satiété hors des voies communes, l'homme réveille son estomac par des boissons fermentées et spiritueuses, et dérange la digestion par le principe excitateur qu'elles contiennent.

On doit donc préférablement, quand l'estomac débilité a besoin de forces nouvelles, et lorsqu'il importe de changer les dispositions lymphatiques, seconder les effets d'un régime animal et végétal nutritif, par l'emploi prudent d'un vin généreux.

Il ne suffit pas d'ailleurs de chercher à augmenter chez les natures appauvries le système sanguin en globules rouges, il faut encore modifier la composition élémentaire ou chimique de ce liquide par des agents spéciaux, introduits dans l'économie soit avec les aliments, soit avec les boissons. Placé à ce point de vue, M. Amédée Latour conseille d'employer le sel marin dans le traitement de la phthisie. En effet, il a remarqué que des singes acrobates, qui se livrent sur nos places publiques à des exercices divertissants, restent bien portants en se nourrissant de fragments de carottes ou d'autres substances préalablement trempées dans une forte solution de ce sel. Ce médecin, ayant interrogé leur conducteur, apprit de lui qu'un capitaine au long cours guérissait ainsi la toux de ces animaux pendant les traversées. Mais, sans vouloir rien enlever au mérite des observations de M. Latour, il convient de faire remarquer que les voyages maritimes de même que les exercices gymniques, comme moyens préservatifs de la phthisie, ne sont pas moins favorables au singe qu'à l'homme. Le fait rapporté par ce médecin n'aurait donc été concluant que s'il eût comparé la durée de la vie dans ces deux positions, chez les animaux de la même espèce, les uns faisant usage d'eau salée, et les autres d'eau pure.

En ce qui concerne la gymnastique, il est encore une remarque à faire, c'est qu'elle doit être placée dans certaines conditions spéciales pour que son application soit salutaire ; car il résulte du savant témoignage de M. de Blainville que les singes renfermés, au Jardin du Roi, dans une magnifique cage en fer, où ils se livrent à l'exercice, périssent en plus grand nombre que ceux renfermés naguère dans des loges qui les préservaient des vents du nord et du nord-est. Comme on n'a pas essayé de les soumettre au régime dont M. Amédée Latour signale les avantages, cette question reste à décider. Elle peut conduire toutefois à une solution trop importante pour qu'on hésite à la soumettre à de faciles expérimentations. On devrait, en conséquence, faire prendre chaque jour aux animaux et aux vaches qui périssent si souvent phthisiques chez les nourrisseurs de la capitale, une certaine quantité de sel marin, mêlé à leurs aliments et à leurs boissons. S'il advenait de cette épreuve des résultats favorables, une ressource nouvelle enrichirait la thérapeutique, et l'on pourrait adopter un régime analogue pour les scrofuleux et les phthisiques, qui feraient alors un usage fréquent de viande et de pain salés, d'huîtres et d'autres espèces dont la chair est chargée du même principe.

Or, on le reconnaît encore ici, l'alliance de la médecine zoologique et de la médecine humaine est indispensable, si l'on veut remplir de vastes lacunes, éviter les tâtonnements dangereux, donner la solution définitive de grands problèmes.

Il est permis d'espérer que quand la chimie aura fait de nouveaux progrès, elle posera des règles précises touchant le régime particulier à chaque maladie. Jusqu'alors, il faut s'en tenir aux données encore vagues de l'empirisme; la chimie a cependant déjà démontré les heureux effets de l'association des aliments et des médicaments. Les particules des différentes préparations ferrugineuses, mercurielles et autres, unies aux particules nutritives[1], ont amené des changements inattendus dans un grand nombre d'affections. Et que de résultats n'est-on pas en droit d'attendre d'une telle alliance, si le charlatanisme ne vient encore, par ses honteuses spéculations et ses tromperies clandestines, entraver la marche et reculer l'avenir de cette science !

CHAPITRE XX.

Hygiène sociale. — De l'organisation du travail.

§ I. **De la nécessité de faire apprendre deux professions aux enfants.**

Si, au point de vue politique, l'organisation du travail a, de nos jours, préoccupé les plus hautes intelligences ; si l'on a senti que la sécurité des sociétés modernes était attachée à la solution de ce grand problème ; au point de vue médical, ce sujet a aussi son importance et son opportunité. Nous ne l'abordons pas toutefois sans une certaine hésitation, car nous savons tout ce que les réformes auxquelles il conduit peuvent rencontrer de résis-

---

[1] Parmi les substances alimentaires qui soutiennent les forces en combattant des dispositions vicieuses, il est juste de rappeler les effets favorables du chocolat *antiasthénique* ou *sthénogène* de M. Boutigny (d'Évreux), habile chimiste qui a puissamment contribué à faire connaître l'état sphéroïdal des corps, en formant de la glace sur une surface incandescente, ou au foyer de la plus vive chaleur.

tance dans les esprits prévenus, et de difficultés matérielles dans l'exécution. Déjà des essais ont eu lieu; mais, partis d'une impulsion isolée, restreints sur une petite échelle, privés d'appui, agissant au hasard, ils ont trompé les espérances de ceux qui les avaient entrepris. Est-ce une raison suffisante pour renoncer aux améliorations dont ils contenaient le germe, pour en condamner le principe? Nous ne le pensons pas. A notre tour, nous apportons dans cette question quelques idées nées d'une étude attentive : nous les croyons utiles, et nous nous estimerons heureux si la discussion s'en empare, les rectifie, les féconde, et si le gouvernement se décide tôt ou tard à tenter lui-même leur application.

Nous commencerons par revenir sur les considérations que nous avons sommairement exposées au chapitre des professions. Nous y avons dit, en d'autres termes, que si l'on a senti dès longtemps l'utilité d'enseigner plusieurs langues aux enfants riches afin de ne les laisser en dehors d'aucun des bienfaits de l'éducation, la nécessité pour les enfants pauvres d'apprendre deux professions est bien autrement impérieuse, puisqu'il s'agit à la fois pour ces derniers de manger et de vivre. Cette mesure, conseillée par la PRÉVOYANCE, est commandée par l'HYGIÈNE et serait profitable à la MORALE.

1° *Elle est conseillée par la prévoyance*, car elle rend moins incertains l'avenir et la position des ouvriers; elle prévient les chances fatales et trop fréquentes des crises industrielles : en effet, il est rare que deux industries chômentà la fois, surtout lorsqu'elles n'appartiennent pas au même ordre de productions.

2° *Elle est commandée par l'hygiène*; car si les hommes opulents ont, pour conserver leur santé et prolonger leur jeunesse, l'équitation, l'escrime, les bains de mer, les eaux minérales, des climats réparateurs, des voyages lointains; si les enfants de familles fortunées, pour demeurer bien portants, pour devenir forts et robustes, pour éloigner les scrofules et la phthisie, ces maladies de la privation et de la misère, disposent des jeux variés, des longues promenades, des salutaires exercices de la gymnastique, d'un régime nutritif et régulier; quelles ressources la société offre-t-elle contre ces dangers à l'artisan, au fils du pauvre? Condamné au travail à perpétuité et sans relâche pendant quinze ou dix-huit heures par jour; chargé d'une nombreuse famille, qui attend de lui sa subsistance; renfermé presque toujours dans des chambres humides, étroites et obscures, comment échapperait-il aux infirmités, à l'abrutissement, à la dégradation? Si dans l'état qu'il exerce il est contraintà développer incessamment les puissances musculaires, il s'affaiblit et devient maigre, à moins (ce que l'insuffisance du salaire ne permet à aucun), à moins qu'une alimentation substantielle ne répare les pertes abondantes éprouvées par l'économie : si, au contraire, sa profession l'astreint à demeurer, comme une sorte d'automate, dans une constante ou presque constante immobilité , alors viennent pour lui les déviations de la taille, les tubercules, toutes les affections chroniques dont nous avons ailleurs tracé l'affligeant tableau.

De telles conséquences ne se produiraient plus si les enfants étaient aptes à deux métiers, divers dans leur action, l'un exerçant les forces des muscles, l'autre les maintenant dans un repos·plus ou moins complet. Pour se rendre nettement compte des effets hygiéniques et physiologiques de ces deux ordres de travaux, il suffit de savoir que ceux qui exigent le maximum d'intensité des mouvements musculaires déterminent une révulsion puissante à la périphérie, et provoquent des déperditions considérables par la transpiration et par la sueur, tandis que ceux qui laissent l'homme immobile, ou qui n'exigent que le minimum du mouvement de l'appareil locomoteur, diminuent l'activité des fonctions dépuratoires de la peau, et prédisposent ainsi à la formation d'affections chroniques. Qu'on oppose ces deux métiers l'un à l'autre, et ces effets fatals, en se contrebalançant, cesseront en quelque sorte d'exister.

Nous ne pensons pas toutefois, comme les disciples de Fourier, que pour obtenir de semblables résultats on doive organiser le travail en séances *courtes et variées;* car quelque utile que puisse être cette mesure pour la santé de l'homme, on comprend qu'avec ces subdivisions il ne saurait exister de bons ouvriers. En effet, si les arts ont compté un Michel-Ange, à la fois grand architecte, statuaire illustre, peintre inspiré; si Raphaël, Léo-

nard de Vinci et d'autres personnages célèbres ont
brillé dans plusieurs carrières, ces hommes de génie trouveront peu d'imitateurs. D'ailleurs l'intelligence qui produit ces mémorables exceptions n'a
qu'une petite part aux vulgaires travaux de l'artisan,
et l'inspiration n'a rien à démêler avec les occupations manuelles.

Nous croyons donc qu'il suffira pour les ouvriers
de se livrer pendant une partie du jour à des métiers exerçant la puissance musculaire, et pendant
l'autre partie, à une profession peu active. Si une
telle division n'était pas praticable par suite des
exigences du commerce ou de l'agriculture, on
pourrait n'alterner les travaux que tous les deux
jours, toutes les semaines, tous les mois même.
Sans doute, les avantages hygiéniques seraient plus
imparfaits dans ce cas, mais il y aurait toujours,
grâce à l'application de ce système, un immense
bien réalisé.

C'est un fait trop certain, pour faire apprendre
un état aux enfants on consulte moins en général
la force de leur constitution, la nature de leur
tempérament, que leur goût ou d'égoïstes intérêts.
Qu'arrive-t-il? que l'âge vient; l'ouvrier s'aperçoit
avec douleur que ses moyens physiques, ses apti-
tudes intellectuelles ne sont point en rapport avec
la profession qu'il a embrassée. Il n'est plus temps
cependant pour lui de revenir sur ses pas, et il se
trouve fatalement retenu dans une carrière qui le
laisse croupir dans la misère, si elle ne le conduit
à une fin prématurée.

Ces dangers sont surtout fréquents, inévitables dans les métiers insalubres. Les artisans qui s'adonnent à la fabrication du blanc de céruse ou du sous-carbonate de plomb, etc., sont sujets à des affections graves et rebelles. Quand les rechutes se multiplient, ils se voient placés dans cette alternative ou de changer d'état, ou de se préparer à une mort lente et cruelle. Mais changer d'état, comment le pourraient-ils? où sont leurs économies? Chaque jour ne réclame-t-il pas son salaire, en amenant ses besoins? Ne faut-il pas du pain à cette famille affamée? Et les malheureux, poussés par la nécessité, esclaves du devoir, finissent par devenir victimes de leur dévouement : l'horreur que leur inspire la pauvreté leur dérobe celle de leur destruction. Que ces infortunés ne savent-ils deux métiers? Ils auraient le droit de ne pas mourir.

Ces effets si terribles pour les hommes atteignent aussi les enfants que la cupidité et la misère entassent avant le temps dans les manufactures, les usines et les ateliers. « En France, écrivaient en 1839, aux Chambres, des habitants de la ville de Mulhouse, on admet dans les filatures de coton et dans les autres établissements industriels des enfants de tout âge; nous y avons vu des enfants de *cinq* et de *six* ans. Le nombre d'heures de travail est le même pour tous, grands et petits ; on ne travaille jamais moins de treize heures et demie par jour dans les filatures, sauf les cas de crise commerciale. Traversez une ville d'industrie à cinq heures du matin, et regardez la population qui se presse à l'entrée des filatures! vous verrez de malheureux enfants pâles, chétifs, rabougris, à l'œil terne, aux joues livides, ayant peine à respirer, marchant le dos voûté comme des vieillards. Ecoutez les entretiens de ces enfants; leur voix est rauque, sourde et comme voilée par les miasmes impurs qu'ils respirent dans les établissements cotonniers. »

Ces faits, recueillis par des hommes graves, constatés dans des pièces officielles, étaient réellement trop sérieux pour ne point appeler l'attention du gouvernement, et une loi, encore récente, a fixé suivant les âges et les forces la durée du travail des enfants dans les fabriques. La loi existe, il est vrai, mais l'application en est bien rarement complète, surtout lorsque les enfants ont à continuer des travaux entrepris en commun et qui ne peuvent s'achever sans leur concours. De nature à obvier à quelques inconvénients, à supprimer quelques abus, elle ne saurait exercer une influence générale et salutaire. La véritable loi à établir, le véritable remède à employer, c'est, à notre avis, *la dualité* des occupations; c'est ainsi qu'on en éloignera la fatigue et l'ennui; qu'on préviendra l'affaiblissement et la dégradation de la constitution des classes laborieuses; qu'on préparera à l'avenir, au lieu d'une population décrépite, une population robuste et saine; qu'on pourra résoudre enfin ce grand problème industriel : *diminuer les graves inconvénients du travail sans en abréger la durée.* A cette mesure, si l'on ajoute les effets de la ventilation artificielle, si l'on applique judicieusement les divers préceptes qui sont exposés dans cet ouvrage, on aura trouvé la solution de ce problème non moins important : *les moyens de diminuer l'insalubrité d'une foule de professions.*

3° ELLE EST PROFITABLE A LA MORALE; assurément : car ce sont moins des instincts de l'homme que de ses conditions d'existence que naît sa dépravation. Que ses besoins se trouvent assurés par un travail qui n'épuise ni son intelligence ni sa vie, qui lui permette de nourrir ses enfants, de les vêtir, de les élever; qu'il soit garanti contre les perturbations du commerce, contre le chômage de l'industrie, et il n'ira pas chercher un oubli momentané de ses douleurs, un allégement illusoire à ses souffrances, dans le vin et les plus crapuleux plaisirs. Malheureusement, dans l'organisation actuelle du travail, avec les conditions qui l'entourent et les lois qui le gouvernent, le bagne se recrute dans l'atelier, et de même que la maladie conduit le pauvre à l'hôpital, la misère le conduit au vice, au vol, au suicide, à l'assassinat. *Malesuada fames,* disaient les anciens.

§ II. Maisons centrales de travail, industrielles et agricoles.

Quelle est réellement, dans la société, la position du pauvre, de l'artisan?

« Peut-il semer la terre pour son propre compte? Non, parce que le droit de premier occupant est devenu droit de propriété.

« Peut-il cueillir les fruits que la main de Dieu a

fait mûrir sur le passage des hommes? Non, parce
que, de même que le sol, les fruits ont été *appropriés*.

« Peut-il se livrer à la chasse ou à la pêche? Non,
parce que cela constitue un droit que le gouvernement afferme.

« Peut-il puiser de l'eau à une fontaine enclavée
dans un champ? Non, parce que le propriétaire
du champ est, en vertu du droit d'accession, propriétaire de la fontaine.

« Peut-il, mourant de faim et de soif, tendre la
main à la pitié de ses semblables? Non, parce qu'il
y a des lois contre la mendicité.

« Peut-il, épuisé de fatigue et manquant d'asile,
s'endormir sur le pavé des rues? Non, parce qu'il
y a des lois contre le vagabondage.

« Peut-il, fuyant cette patrie homicide où tout
lui est refusé, aller demander les moyens de vivre
loin des lieux où la vie lui a été donnée? Non,
parce qu'il n'est permis de changer de contrée
qu'à de certaines conditions, impossibles à remplir
pour lui.

« Que fera donc ce malheureux? Il vous dira :
J'ai des bras, j'ai une intelligence, j'ai de la force,
j'ai de la jeunesse; prenez tout cela, et, en échange,
donnez-moi un peu de pain. C'est ce que font et
disent les prolétaires. Mais ici même, vous pouvez
répondre au pauvre : Je n'ai pas de travail à vous
donner. Que voulez-vous qu'il fasse alors? »

Telle est la peinture saisissante et trop vraie
que traçait en 1839, de la condition du peuple, un

écrivain habile, un penseur profond[1]. Un autre, le docteur Guépin, écrivait à peu près à la même époque, les lignes suivantes :

« A moins d'avoir étouffé tout sentiment de
« justice, il n'est personne qui n'ait dû être affligé
« en voyant l'énorme disproportion qui existe,
« chez les ouvriers pauvres, entre les joies et les
« peines : vivre pour eux, c'est uniquement ne
« pas mourir. Au delà du morceau de pain dont il
« a besoin pour lui et pour sa famille; au delà
« de la bouteille de vin qui doit lui ôter un in-
« stant la conscience de ses douleurs, l'ouvrier
« ne voit plus rien et n'aspire à rien. Si vous vou-
« lez savoir comment il se loge, entrez dans une
« de ces rues où il se trouve parqué par la mi-
« sère, comme les juifs l'étaient au moyen âge,
« par les préjugés populaires, dans les quartiers
« qui leur étaient assignés. Entrez en baissant la
« tête dans un de ces cloaques ouverts sur la rue,
« et situés au-dessous de son niveau : l'air y est
« froid et humide comme dans une cave ; les pieds
« glissent sur ce sol malpropre, et l'on craint de
« tomber dans la fange. De chaque côté de l'allée
« qui est en pente, et par suite au-dessous du sol,
« il y a une chambre sombre, grande, glacée,
« dont les murs suintent une eau sale, et qui ne re-
« çoit l'air que par une méchante fenêtre trop pe-
« tite pour donner passage à la lumière, et trop
« mauvaise pour bien clore; poussez la porte et

____

[1] M. Louis Blanc.

« entrez plus avant, si l'air fétide ne vous fait pas
« reculer; mais prenez garde, car le sol inégal
« n'est ni pavé, ni carrelé; ou au moins les car-
« reaux sont recouverts d'une si grande épaisseur
« de crasse, qu'il est impossible de le voir. Ici
« deux ou trois lits raccommodés avec de la ficelle
« qui n'a pas bien résisté : ils sont vermoulus et
« penchés sur leurs supports; une paillasse, une
« couverture formée de lambeaux frangés, rare-
« ment lavée parce qu'elle est seule, quelquefois
« des draps et un oreiller; voilà le dedans du lit.
« Quant aux armoires, on n'en a pas besoin dans
« ces maisons. Souvent un rouet et un métier de
« tisserand complètent l'ameublement[1].

« C'est là, souvent sans feu l'hiver, à la clarté
« d'une chandelle de résine le soir, que des hom-
« mes travaillent quatorze heures par jour pour
« un salaire de quinze à vingt sous.

« Les enfants de cette classe, jusqu'au moment
« où ils peuvent, moyennant un travail pénible
« et abrutissant, augmenter de quelques liards la
« richesse de leurs familles, passent leur vie dans
« la boue des ruisseaux; empâtés, bouffis, étiolés,
« les yeux rouges et chassieux; rongés par des
« ophthalmies scrofuleuses, ils font peine à voir : on
« les dirait d'une autre nature que les enfants des
« riches. »

Ceux-ci, en effet, ont tout ce que la société re-

---

[1] Il s'agit ici de la ville de Nantes, qui offre un terme moyen entre
les places de troisième ordre et les villes de grand commerce et de
grande industrie, telles que Lyon, Paris, Marseille et Bordeaux.

fuse aux premiers : ils possèdent des écoles secondaires, des pensions, des colléges : l'émulation y est entretenue par l'appât de flatteuses récompenses : en sortant de ces établissements, les hommes qui composent cette classe privilégiée reçoivent des emplois, des titres, des honneurs ; rarement ils manquent des choses indispensables à la vie, et ils obtiennent souvent une retraite fructueuse pour des travaux qui ont été pour eux une source de jouissances et de prospérité.

On ne saurait nourrir sans doute l'espoir insensé de rendre tous les hommes également heureux ; mais on ne peut non plus, sans une coupable insouciance, abandonner le pauvre à tout l'abrutissement de l'ignorance, à toutes les chances du travail, à tous ses dangers.

Nous avons montré l'urgente nécessité de faire apprendre deux professions aux enfants des ouvriers ; mais on conçoit qu'une telle idée ne recevrait jamais d'exécution, si l'État ne la réalisait lui-même en fondant, dans chaque département, une ou plusieurs maisons de travail, et des colonies agricoles dans les localités nombreuses où il existe des terrains inexploités, que pourrait fertiliser la culture. De l'association des travaux industriels et agricoles naîtraient, pour la condition physique de l'artisan, les résultats les plus rapides et les plus heureux : une telle mesure s'opposerait aux progrès de la centralisation dans les grandes cités, augmenterait proportionnellement le chiffre des producteurs et celui des consommateurs, les res-

sources et la richesse de la France. Constatons,
d'ailleurs, que dans l'extension immodérée de l'industrie au préjudice de l'agriculture il n'y a pas
seulement un imminent péril financier, mais de
graves dangers hygiéniques, puisque M. Charles
Dupin a naguère prouvé, par des calculs qu'on ne
saurait taxer d'exagération, que sur dix mille jeunes
gens réclamés par la conscription dans les dix départements les plus manufacturiers de France, il
s'en présenta huit mille neuf cent quatre-vingts
estropiés et infirmes, tandis que ce chiffre,
dans les départements agricoles, ne s'éleva qu'à
quatre mille vingt-neuf. Pour avoir cent hommes valides en 1837, on dut en repousser cent
soixante - dix à Rouen, cent cinquante - sept à
Nîmes, cent soixante-huit à Elbeuf, cent à Mulhouse.

Seraient admis dans les instituts dont nous
proposons l'adoption les enfants du pauvre. Les
orphelines, les ouvrières qu'animeraient d'heureuses dispositions, y trouveraient à la fois les moyens
de les cultiver, des ressources pour l'avenir, une
sauvegarde contre les entraînements d'une vie so-
litaire que ne protégent point le regard et la surveillance de la famille. On devrait sans doute ouvrir de semblables asiles aux ouvriers honnêtes et
inoccupés, aux vieillards infirmes; mais la charité
ne peut soulager tous les malheureux, et le premier devoir de la société est d'assurer l'avenir des
enfants pauvres en leur donnant une constitution

robuste, une instruction suffisante, et au moins un métier qui puisse les préserver de la misère.

A l'exception de l'Angleterre, la France plus qu'aucun pays, par sa nombreuse population de prolétaires et l'état d'anarchie que subit le commerce, éprouve le besoin de maisons de travail et de colonies agricoles. Et cependant c'est l'étranger, c'est la Belgique, c'est la Hollande, la Suède, l'Italie, qui sont entrées le plus franchement dans cette voie. En parcourant cette dernière contrée, en visitant ses fabriques, ses instituts de bienfaisance, ses établissements hygiéniques, nous comprîmes pour la première fois la possibilité de donner deux professions aux enfants pauvres, et nous communiquâmes au congrès scientifique de Florence le plan que nous avions conçu sur cet intéressant sujet. La *pia Casa di lavoro*, fondée dans cette ville par l'inépuisable munificence et la bonté héréditaire des grands-ducs de Toscane, est, comme nous l'avons dit dans un précédent chapitre, un établissement modèle, fertile en bienfaits pour la classe pauvre. A Rome, sur les bords du Tibre, vis-à-vis le Mont-Aventin, existe encore, sous le nom d'*Hospice apostolique de Saint-Michel*, une vaste maison destinée à l'amélioration des mœurs, à la culture des professions inférieures, des arts mécaniques et même des beaux-arts. On y enseigne la peinture, la sculpture, l'architecture, la gravure et la musique; on y reçoit des orphelines, des vieillards, et des jeune filles, qui non-seulement y ap-

prennent un métier, mais s'occupent des travaux,
des soins ordinaires du ménage, et préparent le
trousseau dont les dote l'établissement lorsqu'elles
le quittent pour se marier. Une instruction religieuse élémentaire est donnée aux élèves, qui y étudient aussi les principes de la langue. Une partie
des draps, des objets indispensables à l'habillement
et à l'équipement du soldat, sont confectionnés
dans l'hospice de Saint-Michel, le plus ancien de
ceux qui ont été fondés en Europe. Les Russes
eux-mêmes établissent, sur divers points de leur
gigantesque empire, des instituts posés sur les mêmes bases : on en compte plusieurs à Saint-Pétersbourg, notamment la Maison Demidoff, placée sous
le patronage auguste de l'impératrice actuelle,
Alexandra-Feodorowna, que la reconnaissance du
peuple a surnommée l'*Ange de la Russie*.

L'Hôtel Royal des Pauvres, à Naples, renfermait
une population de 8,560 personnes à l'époque où
nous eûmes le loisir de l'examiner. Là se trouvent
réunis une foule d'ateliers vastes et bien aérés, où
travaillent des tailleurs, des cordonniers, des ver-
riers, des cardeurs de laine, des fabricants de draps,
de limes, d'épingles, de caractères d'imprimerie,
des dessinateurs, des peintres, des musiciens et des
soldats. Les femmes, adonnées à des occupations
qui conviennent à leur sexe, occupent un quartier
séparé. A dix-huit ans, les jeunes gens qui n'ont
pu réussir à apprendre un état sont incorporés
à l'armée. Cette mesure est juste et prévoyante, car,
par suite de leur inintelligence ou de leur paresse,

ces hommes n'auraient pu échapper à la dépravation ; tandis qu'ils sont maintenus et corrigés par
le rude métier du soldat et le sévère frein de la dis-
cipline. L'*Albergo reale dei poveri* entretient plusieurs succursales dans les environs de Naples, et il
nous a été facile de constater là, comme ailleurs,
l'influence, sur la santé des ouvriers, du grand air
et d'un travail bien réparti. Cette observation, ajou-
tée à des faits nombreux, démontre la nécessité de
fonder à la campagne les établissements industriels,
sans les tenir toutefois trop éloignés des grandes
villes.

La France est, si je ne m'abuse, dans la position la plus propice pour créer des maisons analogues dans les départements; pour recueillir,
alimenter, instruire et moraliser les enfants aban-
donnés à la charité publique, et trop souvent victimes de l'ignorance, de la misère, de la corruption.
De graves objections ont été émises touchant la
modicité des produits des maisons de travail,
comparée aux dépenses qu'elles exigent. Il n'est
pas douteux, en effet, que des établissements recevant les enfants, les vieillards et les infirmes, n'eussent besoin d'une subvention. Mais si l'on compare
cette subvention avec celle que l'État s'impose pour
soigner et nourrir ces individus dans les hôpitaux,
les dépôts de mendicité, les pénitenciers, les prisons, etc., on verra qu'il y aurait ici pour le gouvernement plutôt une source d'économies qu'un
sacrifice réel. D'ailleurs, ne doit-on pas tenir compte
des promesses et des éventualités de l'avenir? des

bienfaits moraux inhérents aux établissements proposés? N'est-il pas à peu près certain que la subvention cesserait bientôt d'être nécessaire, ou serait peu considérable, si les maisons centrales de
travail renfermaient, au lieu d'une population sans
mœurs, sans croyances, sans émulation, sans frein
moral, dégradée par le besoin, accablée par les infirmités, pervertie par l'exemple, une population
religieusement élevée, sage, saine et robuste? N'est-
il pas évident que l'on réduirait ainsi, dans des proportions considérables, le nombre des malades,
des infirmes, des aliénés et des criminels? En diminuant les terribles effets des affections du corps
et de l'âme, ces institutions seraient donc un immense bienfait. En économie politique, comme en
médecine, ne doit-on pas suivre cette maxime antique : *Principiis obsta?*

Bien que les colonies agricoles de la Hollande et
de la Belgique n'aient point répondu à l'espérance
des économistes et des philanthropes, elles n'ont
pas moins prouvé l'utilité de semblables établissements lorsqu'ils sont sagement administrés, puissamment soutenus et fondés au milieu d'une contrée fertile.Cela résulte jusqu'à l'évidence du passage
suivant d'une lettre que voulut bien m'écrire, en
1841, l'honorable fondateur de ces colonies, M. le
général Van den Bosch. Il s'exprime en ces termes :
« Dans la Neerlande (la Hollande) il existait depuis
longtemps des dépôts de mendicité, des maisons
pour les enfants trouvés et pour les orphelins, beaucoup de pauvres recevant des secours à domicile.

L'entretien dans les dépôts de mendicité et dans les maisons d'orphelins coûtait ici, par an et par personne, 180 florins; les pauvres à domicile, 20 florins par tête. C'est avec ces frais que doivent être comparés ceux des établissements coloniaux, puisque ces derniers ont remplacé les premiers. Par un compte rendu au gouvernement il y a quelques années, il est prouvé que les frais du logement, l'achat du terrain et la culture avec l'entretien des invalides ont coûté 69 florins par an et par tête dans les établissements coloniaux, et que ces établissements, pendant vingt-deux ans d'existence, ont épargné plus de cinq millions de florins aux communes. Voilà un fait non contesté. Aussi longtemps que la dette contractée pour fonder ces établissements, montant à 3,863,500 florins, ne sera pas remboursée, l'entretien pour les années à venir sera de 37 fl. par tête, tant pour payer la rente de cette dette, que pour les frais d'entretien et d'administration. Une fois la dette payée, les produits du travail agricole et des fabriques suffiront à l'entretien de la population, forte environ de 9,400 personnes. »

Ce passage de la lettre de M. le comte Van den Bosch répond d'avance aux objections des administrateurs et des économistes. Il importe de remarquer d'ailleurs que ces résultats ont été réalisés en Hollande, dans les colonies agricoles, par des enfants, des vieillards et des hommes soumis pour la plupart à l'influence fatale de la misère.

Il serait facile de multiplier les exemples et de

montrer que nous ne marchons point dans des voies inconnues et vers un but chimérique.

Il existe, en effet, en France, des établissements qui sont destinés sinon à prévenir la misère publique, les délits et les crimes, du moins à diminuer l'une et à réprimer les autres.

Le pénitencier de Saint-Germain-en-Laye offre de bonnes conditions de salubrité. La situation du château, celle des ateliers et des cellules ; les exercices auxquels se livrent les détenus, y rendent les maladies fort rares. La phthisie et les diverses affections chroniques ne s'y multiplient point comme dans les autres pénitenciers et dans les maisons centrales de détention. Dans cet établissement modèle, où règnent l'ordre, la sévérité, la justice, l'émulation même, le budget ordinaire des dépenses ne dépasse point celui des recettes ; ce dernier a même offert cette année un excédant, déduction faite des sommes accordées à chaque homme sur le prix de la journée. Les soldats qui travaillent dans cette maison apprennent avec beaucoup de facilité, et étudient avec beaucoup de zèle les métiers qu'on y exerce : c'est, pour l'industrie, une véritable école mutuelle.

Sous le rapport de la santé, de la morale et de l'économie, les avantages d'une semblable organisation sont indéniables. En ce qui concerne l'hygiène, on a été moins heureux dans le pénitencier de la Roquette ; le froid atteint les enfants dans les cellules, et ils sont privés d'un exercice salutaire ; pendant une demi-heure seulement ils

vont respirer l'air dans une cour étroite que dominent de toutes parts de hautes murailles. Les
scrofules, la phthisie, une maladie convulsive,
cruelle, sont les suites de cette infraction aux préceptes les plus vulgaires, aux lois immuables de
la nature !

On peut constater à Bicêtre les incontestables
bienfaits apportés par le travail dans la condition
physique et morale des convalescents et des aliénés. Ceux d'entre ces derniers auxquels leur force
permet de s'employer à des occupations régulières,
sont placés dans la ferme Sainte-Anne, succursale
de Bicêtre. Sans parler de la merveilleuse influence
que produit et sur leur santé et sur leurs penchants l'association des travaux agricoles et industriels, on ne peut s'empêcher d'être frappé des
résultats économiques obtenus.

En 1833, à l'époque où cette ferme a commencé
à être exploitée par les aliénés, elle a présenté un
bénéfice net de. . . . .　1,957 fr. 00 c.

En 1841, ce bénéfice s'est
élevé à . . . .　53,343　11

En 1842, à. . . , ...　49,970　54

Les produits bruts, pour
1843, ont atteint . . . .　125,618　72

En déduisant les dépenses,
qui se sont montées à environ　75,000　00

Il reste un bénéfice net de　50,618　72

Ces calculs sont authentiques. On trouve encore
à Bicêtre des ateliers pour les vieillards et pour

quelques convalescents; mais l'administration en abandonne le produit aux travailleurs.

Il y a là déjà, ce nous semble, quelque chose de fort concluant, une démonstration de fait fort éloquente. Ces chiffres indiquent qu'au point de vue financier, la fondation de maisons de travail et de colonies agricoles ne serait pas aussi hérissée d'obstacles que les adversaires de toute innovation pourront *a priori* l'affirmer. Quoi qu'il en soit, c'est à l'Etat, non à des sociétés de patronage, qu'il appartient de les créer et de les soutenir. Laissons à certains économistes leur prudente immobilité, leurs généreuses illusions, mais donnons-nous de garde de les partager. Non, à une époque où la misère et l'égoïsme sont en progrès, on ne saurait logiquement préférer la charité privée à la charité légale. Car, qu'on ne s'y trompe pas, si dans plusieurs pays les colonies agricoles n'ont qu'une existence bornée, qu'un avenir incertain, c'est précisément parce qu'elles n'ont eu pour appui que cette bienfaisance privée si fragile et si inconstante. L'intervention de l'Etat est ici tellement nécessaire qu'on voit, en interrogeant l'histoire, que les premières maisons de ce genre ont été élevées en Italie par les papes, dans un siècle où cette contrée était couverte, pour ainsi dire, d'un réseau de sociétés charitables et de congrégations religieuses. Il est pour nous, dès lors, de la dernière évidence que confier le sort de telles institutions à la charité particulière, ce serait le confier au hasard, leur refuser un lendemain, les frapper de mort à leur naissance.

Quant au plan d'éducation qui doit être adopté pour les maisons de travail, ce n'est pas, on le conçoit, un point qu'il soit permis de négliger.

Dans un travail éminent sur l'instruction secondaire, M. Thiers, avec une supériorité de talent que personne ne sera tenté de lui contester, fait ressortir les avantages que cette instruction peut offrir aux classes éclairées de la société. Si elles ne sont pas, suivant lui, la nation tout entière, elles la caractérisent. Leurs qualités, leurs vices, leurs mauvais penchants se répandent partout autour d'elles ; elles font le peuple lui-même par la contagion de leurs idées et de leurs sentiments. Cette opinion ne saurait être admise, selon nous, que dans de certaines limites ; car les populations de la campagne, éloignées des grandes cités, ont leurs mœurs particulières sur lesquelles les classes supérieures n'exercent qu'une imperceptible influence. Et d'ailleurs, si cette influence existe, les effets en sont plus funestes qu'utiles ; car les grandes villes sont à la fois des foyers de lumières et des foyers de dépravation. Il y a donc une réforme vitale à apporter dans l'organisation des écoles primaires. On sait à quelles tristes conditions matérielles elles sont réduites, et combien est restreinte leur mission intellectuelle. En se bornant à enseigner aux enfants les notions rudimentaires de l'art d'écrire, de lire et de calculer ; en leur donnant quelques aperçus généraux de religion et de morale, on laisse dans leur esprit des mots incompris, des sentiments vagues que le temps, le langage des passions, l'entraî-

nement des mauvais exemples ne tardent point à
effacer. Rentré au sein de sa famille, l'enfant imite
la conduite de ses parents, adopte leurs idées, hé-
rite de leur corruption, au lieu de suivre les conseils du prêtre et de l'instituteur. C'est ainsi que
les vices se propagent et que l'ignorance se perpétue.

Or, si nous proposons des maisons de travail
où seraient élevés les enfants pauvres, et où,
par suite d'une attentive et sage direction, ils
arriveraient à posséder deux professions, l'une industrielle, l'autre agricole, nous sommes loin de
croire qu'on doive négliger la partie morale de leur
instruction, se contenter pour eux d'une éducation
mécanique. La misère prend sa source dans l'im-
moralité aussi bien que dans l'inaptitude au travail. Il faut, aussitôt leur raison formée, qu'on re-
produise incessamment, sous les yeux des enfants,
les exemples des malheurs dont sont menacés ici-
bas l'infracteur des lois, celui que la paresse et des
passions dégradantes conduisent au crime. Il faut
leur offrir le trop fidèle tableau des misères, des
angoisses, du désespoir des condamnés. Si d'une
main on tient devant eux l'Evangile, ce code de la
plus sublime morale, on doit tenir de l'autre les terribles annales de la justice humaine! Ces premières
impressions, les frappant à l'âge où elles se gravent
dans le cœur si profondément, ne s'effaceront jamais de leurs souvenirs. Convaincus des précieux
avantages d'une vie régulière et sage, s'ils retrouvent la corruption sous le toit paternel, ils la com-
battront au lieu de la partager.

Ces observations nous conduisent à penser que l'établissement, en Algérie, de maisons d'éducation et de travail, assises sur les mêmes bases, où les enfants français et arabes parleraient indistinctement les deux langues, participeraient aux mêmes études, aux mêmes exercices et aux mêmes jeux, ne serait point stérile pour la culture du sol, l'apaisement des haines et l'inféodation des deux peuples. Les enfants indigènes, recevant une instruction tout européenne, se détacheraient insensiblement de leurs vieilles mœurs et de leurs préjugés religieux : Arabes par la naissance, Français par l'éducation, ils auraient dès ce moment deux patries. Leurs études terminées, ces espèces d'otages, qui nous garantiraient d'ailleurs de la soumission de leurs familles, seraient ou rendus à leurs parents, ou laissés dans les ateliers, ou incorporés dans l'administration et dans l'armée [1].

En résumé, lumières, morale, amour de l'ordre et du travail répandus dans les classes pauvres; diminution du nombre des malheureux, des malades, des vagabonds, des criminels, qui vont ou languir dans les dépôts de mendicité, ou encom-

----

[1] Si ce n'eût été sortir des limites de l'hygiène sociale pour entrer dans le domaine de la politique et de la stratégie, nous aurions pu facilement établir peut-être la possibilité de fonder avec succès, en Algérie, des établissements semblables qui, grâce à leur position et à leur organisation, formeraient la base première sur laquelle on édifierait, d'une part, des colonies militaires destinées à dominer les habitants insoumis ou rebelles ; d'autre part, des colonies civiles destinées à opérer entre les deux peuples une alliance durable et une fusion progressive.

brer les hôpitaux, ou peupler les maisons de cor-
rection, ou enfin expier leurs crimes dans les pénitenciers et dans les bagnes; réduction considérable
dans les frais de justice criminelle; extinction d'une
foule de maux moraux et physiques dont souffre la
société tout entière : telles seraient, en quelques
mots, les incontestables améliorations attachées
aux maisons de travail industrielles et agricoles.

D'autres avantages seraient inhérents encore
à la création de ces établissements, à l'adoption
de ces mesures. Un fait certain, c'est que l'instruction matérielle des artisans est en France
très-restreinte : on connaît l'insuffisance de nos
écoles d'arts et métiers; on sait que l'Angleterre et l'Allemagne elle-même doivent, en
partie, leur incontestable supériorité dans les
travaux mécaniques, à des études théoriques et pratiques approfondies. Or, les établissements dont
nous demandons la fondation permettraient à nos
ouvriers de cultiver le dessin, la géométrie, et d'a-
planir les difficultés que présentent, sans leur secours, les arts mécaniques. La France industrielle
serait égale, sinon supérieure, à ses voisins. Les maisons d'éducation et de travail lui offriraient donc
des ouvriers habiles dans toutes les professions,
des agriculteurs robustes et des soldats pouvant
soutenir les fatigues de la guerre; en un mot, des
hommes moraux et intelligents propres à tous les
travaux.

Telles sont, d'un point de vue d'ensemble, les rai-
sons décisives qui nous semblent militer en faveur

de ces établissements. Assurément, si nous vivions
à une époque agitée, où de puissants intérêts s'en-
tre-choquent, où de grandes guerres sont possibles,
où l'Etat doit conséquemment concentrer ses soins
et ses ressources sur les développements de son
organisation militaire; tout en signalant pour l'a-
venir des principes salutaires, nous ne songerions
point à en solliciter l'application. Mais ces temps
ne sont plus : la paix est un égal besoin pour les
gouvernements et pour les peuples; le bien-être
social, le progrès des arts, l'essor des connaissances
humaines, voilà ce dont on se préoccupe avec raison. Le moment ne saurait donc être mieux choisi
pour de telles fondations, et il n'est pas possible
d'admettre que l'Etat manque financièrement de
moyens pour les établir; car, avec les réductions
qui peuvent être si facilement opérées sur les bud-
gets de la guerre et de l'intérieur, en détournant
momentanément la destination des fonds consacrés
aux embellissements publics, il serait facile d'obtenir déjà un commencement d'exécution. En effet,
bien que nous soyons loin d'improuver ces grands
travaux d'art qui emploient des bras et des industries,
ces arcs de triomphe qu'on achève, ces palais que
l'on restaure, ces musées que l'on forme à grands
frais; nous croyons que les sacrifices qu'ils nécessi-
tent recevraient un emploi et plus urgent et plus fé-
cond, s'ils servaient à expérimenter ce grand problème industriel, dont la solution (en tant que
conforme à nos espérances) doit placer la population
ouvrière de la France dans des conditions toutes

nouvelles de force physique, d'aisance, de bonheur, de moralité.

Nous ne serions pas surpris, toutefois, que, traitant nos vues d'utopie, on nous accusât d'être sorti du domaine de l'hygiène pour nous égarer dans celui de l'économie politique. A ce reproche, il nous serait facile de répondre qu'il ne suffisait point de signaler l'organisation vicieuse du travail et son incalculable influence sur la santé de l'artisan, mais qu'après avoir montré la source du mal, il fallait indiquer nécessairement le remède. D'ailleurs, si nous ne nous abusons, une utopie est une création de l'esprit, dont la réalisation doit rencontrer d'insurmontables obstacles, et qui ne saurait être transportée sur le terrain de la pratique qu'en changeant sans transition les traditions établies, les habitudes prises, l'ordre actuel du travail. Or, tel n'est pas le caractère de la méthode dont nous avons déterminé les conditions et signalé les avantages : elle peut être introduite d'abord partiellement, sans secousse, sans désorganisation dans toutes les maisons de travail existantes; dans les ateliers de charité, dans beaucoup de manufactures et particulièrement dans celles qui sont situées à la campagne, dans les hospices où sont élevés les enfants; enfin dans tous les établissements environnés de vastes jardins et de terres livrées à la culture.

Au reste, quand ces vues n'auraient pour unique résultat que de forcer l'attention à s'arrêter sur cet important sujet, nous nous applaudirions encore de les avoir exposées. C'est une pierre que nous apportons à l'édifice d'une réforme que nous appelons de toutes nos convictions et de tous nos vœux : d'autres en aplaniront les aspérités, en élargiront les bases et en poseront le couronnement.

Au moment où nous publions cet ouvrage (le 2 septembre 1844), nous apprenons que M. Clias est venu à Paris, afin d'enseigner sa méthode. Pour en faciliter l'application, il conseille de remplacer les machines compliquées de la somascétique par le triangle mobile ou le trapèze, instrument de son invention, au moyen duquel on exécute les mouvements les plus variés. Ce triangle est formé d'un bâton de frêne de deux pieds et demi de longueur, d'un pouce et demi de diamètre, d'une corde fixée aux extrémités de ce bâton, et suspendue par un double tourniquet au plafond, à une barre transversale ou à la branche d'un arbre.

Cet appareil, fort simple, suffira dans beaucoup de maisons d'éducation ou de travail, dans les écoles primaires, dans les pénitenciers et dans les hospices où l'on élève les enfants. Dans ces derniers établissements, les exercices et le travail corporel contribueront au maintien de la santé; dans les premiers, ces exercices et la danse donneront au corps de la force, de la souplesse et de la grâce; mais il importe que le même maître enseigne à la fois la gymnastique et la danse, afin de rendre plus facile et plus complète l'éducation physique des enfants. Les jeunes gens qui sortiront de l'ornière de la routine, en réunissant les deux branches d'un art qui développe la beauté et la force, et que, pour cette raison, on pourra appeler *calisthénique*, acquerront une véritable supériorité sur les maîtres qui se bornent à enseigner la danse.

FIN.